JULIA STEPPAT

WARUM KINDER NICHT RICHTIG ESSEN

JULIA STEPPAT

WARUM KINDER NICHT RICHTIG ESSEN

Die unsichtbaren Ursachen von ESSSTÖRUNGEN und wie wir sie erkennen

An alle Frauen, die vergessen haben,
wie machtvoll und stark sie sind.
Ihr seid niemals allein.
Dieses Buch ist für euch.

An alle, die Betroffene begleiten –
ihr leistet Großes.
Passt auch auf euch selbst auf.

Inhalt

Triggerwarnung:
Auf den folgenden Seiten werden Sie mit Themen wie Mobbing, Essstörung, Gewalt und Emotionen konfrontiert. Es ist wichtig für Angehörige, aber vor allem für Betroffene, gut für sich zu sorgen oder das Kapitel mit jemandem gemeinsam zu lesen. Schützen Sie sich!

Vorwort

Ein Stück Sicherheit

Das Essen ist weder die Ursache noch die Lösung des Problems. Es ist vielmehr die Spitze eines Eisbergs, die aus dem Wasser ragt, während sich unter der Wasseroberfläche ein gewaltiger Koloss an unsichtbaren Themen befindet. Die eigentliche Frage ist: Worauf macht eine Essstörung aufmerksam?

Vorurteile und Klischees

»Essstörungen sind doch so ein Lifestyle-Ding von Leuten, die mit ihrem Körper unzufrieden sind.«

Vorurteile über Essstörungen sind allgegenwärtig. Jeder hat schon einmal irgendetwas von Magersucht oder Bulimie gehört und kennt vermeintlich typische Beispiele. Zudem kommen nahezu jährlich neue Diäten, Ernährungsformen und Trends auf den Markt, mit denen das Thema vermischt wird.

Das immer noch weitverbreitete Klischee, die Betroffenen wollten abnehmen, weil sie den Models bei »Germany's Next Top Model« nacheifern, zeigt besonders drastisch, wie sehr diese Krankheit missverstanden wird. Natürlich tragen das in den sozialen Medien propagierte Körperbild und der übersteigerte Selbstoptimierungskult auch zum Krankheitsbild bei. Aber es geht dabei vordergründig nicht (nur) um Äußerlichkeiten, um Schönheitsideale oder das richtige Gewicht. Das ist ein ebenso fataler Irrtum wie die Annahme, es ginge um »richtiges« versus »falsches« Essen und durch das »richtige« Körpergewicht ließe sich das Problem aus der Welt schaffen.

Das Essen ist weder die Ursache noch die Lösung des Problems. Es ist vielmehr die Spitze eines Eisbergs, die aus dem Wasser ragt, während sich unter der Wasseroberfläche ein Koloss an unsichtbaren Themen befindet. Die eigentliche Frage ist: Worauf macht eine Essstörung aufmerksam?

Keine/r der Betroffenen hat sich bewusst dafür entschieden, magersüchtig oder bulimisch zu werden, so wie man sich für einen Lifestyle oder eine Ernährungsform entscheidet. Ebenso wenig sind Essstörungen eine »Frauenkrankheit« oder ein Phänomen von schwierigen Charakteren, bestimmten sozialen Schichten oder problematischen Familien. Oft trifft die Krankheit gerade sehr begabte, intelligente und feinfühlige Menschen. Und zwar nicht, weil sie mit ihrem Aussehen hadern, sondern weil sie sich selbst ablehnen und versuchen, über das Essen ein

Stück Kontrolle zu erlangen und dem quälenden Gefühl der Hilf- und Machtlosigkeit etwas entgegenzusetzen. Sie kämpfen mit einem verloren gegangenen Selbstwert und der Suche nach der eigenen Identität. Besonders in Phasen des Umbruchs und der Veränderung, wie in der Pubertät, fällt die Antwort auf die Frage »Wer bin ich eigentlich?« ohnehin schwer. Und wenn wir als Gesellschaft durch Krieg, Inflation und Pandemie so krisengebeutelt sind wie im Moment, dann schafft das eine nie da gewesene Unsicherheit. Das kann sich anfühlen, als hätten wir überhaupt keine Kontrolle mehr.

Ursachen und Hintergründe

Die Suche nach Antworten führt oft weit zurück in die Vergangenheit der Betroffenen, oft bis in die Kindheit.

Essstörungen passieren nicht einfach so, sie kommen nicht über Nacht herbeigeflogen. Wenn sich die ersten Symptome zeigen, hat sich meist schon längere Zeit etwas angestaut, das gehört werden will. Die Betroffenen haben vielleicht schon sehr viel früher eine Veränderung in ihrem Erleben gespürt, konnten das im Außen aber noch gut kompensieren. Dass der Eisberg irgendwann zusammenbricht und die bis dahin verdeckten Themen aus der grauen Tiefe nach oben treiben, kann durch banale Dinge ausgelöst werden wie eine spitze Bemerkung über den Körper oder durch ein traumatisches Erlebnis wie den Verlust eines geliebten Menschen. Auch das individuelle Stresserleben hat Einfluss auf die Entwicklung einer Essstörung: der Leistungsdruck in Schule oder Beruf, ein Anpassungsdruck in Sachen Körperbild, gesellschaftliche Rahmenbedingungen oder Beziehungskonflikte.

Familienmitglieder fragen sich oft, warum diese schreckliche Krankheit gerade eine/n ihrer Liebsten trifft, was sie falsch gemacht haben und ob sie Schuld daran tragen. Und diese Frage stellt sich umso mehr, wenn ich meinen therapeutischen Ansatz in den Raum stelle, dass Essstörungen aus dem System Familie kommen und ihre Wurzeln oft schon in der Kindheit haben. Womit es mir um Ursachenforschung geht und nicht um eine Schuldzuweisung! Eltern haben keine Schuld, wenn ihr Kind magersüchtig oder bulimisch wird, und ebenso wenig hätte sich die Krankheit verhindern lassen, wenn sie nur das »Richtige« getan hätten. Für die Entstehung einer Essstörung lässt sich selten eine einzelne Ursache ausmachen oder ein genauer Zeitpunkt definieren, an dem die Krankheit begonnen hat. Sie entsteht aus dem Zusammenspiel vieler Faktoren, wobei auch genetische und familiäre Übertragungen eine Rolle spielen.

Trauma und Familie

Im System Familie lassen sich oft die Ursachen einer Erkrankung finden, gleichzeitig steckt darin eine große Kraft der Erneuerung und Heilung.

So vielfältig wie die Ursachen und Auslöser sind, so verschieden und individuell gestalten sich die Heilungsprozesse und verlangen immer wieder andere Therapieelemente und Schwerpunkte. Für die Therapie von Essstörungen gibt es deshalb kein Patentrezept und keinen Goldstandard und ich kann Ihnen in diesem Buch auch nicht auf alle Fragen eine befriedigende Antwort geben.

Mit meiner zentralen These, dass jede Essstörung aus dem familiären System resultiert, verfolge ich jedoch einen anderen therapeutischen Ansatz als viele meiner Kolleginnen und Kollegen. In den klassischen Therapien steht noch immer das Essen im Fokus, als würde der Schlüssel eben doch darin liegen, dass die Betroffenen wieder lernen, »normal« zu essen. Ich konzentriere mich in meiner Arbeit hingegen auf die Frage, wo die Wurzeln der Erkrankung liegen. Da es dabei oft um Trauma und Traumafolgen und deren Auswirkungen auf unser Nervensystem geht, arbeite ich nicht nur gesprächstherapeutisch, sondern auch körperorientiert beziehungsweise traumasensibel. Es ist erstaunlich, was sich durch Körperwahrnehmung, Körperhaltung und -spannung äußert und umgekehrt auch beeinflussen lässt. In meiner täglichen Praxis bin ich immer wieder überrascht zu erleben, woran sich der Körper erinnert, wenn über Emotionen wie Angst, Wut oder Traurigkeit gesprochen wird. Durch die Körperarbeit sind vollkommen andere Zugänge möglich als nur über die kognitive Ebene und gerade dieser Zugang zum eigenen Körper ist im Heilungsprozess und für die Aufarbeitung belastender Erfahrungen enorm wichtig.

Heilung und Hoffnung

Ich möchte mit meiner Arbeit dazu beitragen, die Denkweise in der Therapie von Essstörungen zu verändern.

Eine Essstörung ist kein Ernährungsproblem, sondern eine ernsthafte Erkrankung, bei der der Umgang mit dem Essen und dem eigenen Körper gestört ist. Sie ist ein Schutz vor einer gerade nicht aushaltbaren Realität und gleichzeitig ein Signal mit der Bitte um Hilfe.

Mit diesem Buch möchte ich Ihnen als Eltern und gleichzeitig Ihrem Kind eine solche Hilfe und ein Stück Sicherheit geben. Dabei verbinde ich die Perspektive einer klinischen Psychologin mit eigenen Erfahrungen. Denn ich weiß nicht nur aus dem Lehrbuch, was es heißt, unter einer Essstörung zu *leiden*, ich habe es am eigenen Leib erfahren. Ich habe selbst sieben Jahre lang mit einer Magersucht gekämpft, den Prozess der therapeutischen Auseinandersetzung durchgemacht und oft nicht an eine Heilung geglaubt. Ich bin durch die Tiefen meiner Schattenwelt zum Licht gegangen. Und wenn ich heute zurückblicke, bereue ich keinen der harten Tage, die ich durchlebt habe, und würde mich immer wieder für diesen Weg entscheiden. Ich sehe es als Teil meines Seelenplans, all diese Erfahrungen gemacht zu haben und so heute meinen Klienten und Klientinnen mit Verständnis und Herz zur Seite stehen zu können. Dadurch kann ich oft nachempfinden, was Betroffene fühlen und brauchen, und ich kann ihnen zeigen, dass es einen Ausweg gibt. Ich sehe es als meine Mission, andere auf dem Weg aus der Krankheit heraus zu begleiten und eine wichtige Botschaft in die Welt zu tragen: Ein Leben ohne Essstörung ist möglich!

Über dieses Buch

Eine Essstörung ist ein Signal mit der Bitte um Hilfe.

Mit diesem Sachbuch und Praxisratgeber möchte ich die Zusammenhänge und Hintergründe von Essstörungen wertfrei und ohne Schuldzuweisungen beleuchten. Ich möchte Angehörigen und Eltern von vornherein die Last der Schuld von den Schultern nehmen. Denn eine Essstörung bedeutet viel Leid: für die Betroffenen und für alle in ihrem Umfeld, die den schweren Kampf mittragen müssen, ganz besonders für Eltern.

Die Erklärungen in diesem Buch richten sich in erster Linie an Sie als Eltern, sie eröffnen aber an vielen Stellen die Möglichkeit, Ihr Kind einzubinden, Fakten und Tipps miteinander zu besprechen oder sogar eine der Übungen in diesem Buch gemeinsam auszuprobieren. Denn wenn Sie Ihr Kind auf dem Weg der Heilung begleiten und ihm Halt und Beistand bieten wollen, müssen Sie auch gut für sich selbst sorgen.

Sie können dabei nichts erzwingen, aber Sie können Verständnis zeigen, Zuneigung, Aufmerksamkeit und Respekt. Sehen Sie die Essstörung als das, was sie im Wesentlichen ist: eine nach außen gerichtete Botschaft und ein Hilferuf. Ein Schrei danach, gesehen, anerkannt und geliebt zu werden. Liebe ist trotzdem kein Allheilmittel, aber ein starker Schutzengel.

In diesem Sinne sage ich Ihnen von Herzen Danke, dass Sie sich dem Thema stellen und nach einer Lösung suchen. Ich hoffe, Sie finden auf den nächsten Seiten das, was Sie als Erkenntnis, an Mut und Kraft dafür brauchen.

Hinweise zur Nutzung dieses Buches

Symbole:

Fakten und Wissenswertes im Überblick

Praxistipps für Eltern und Angehörige

Übungen und Tipps für Angehörige und Betroffene

Bei den Übungen, die sich auch an Betroffene richten, wechseln wir in der Anrede vom Sie zum Du, damit sie auch für Ihr Kind gut zugänglich sind.

Geschlechterspezifisches:

Der besseren Lesbarkeit wegen haben wir auf Gendersternchen verzichtet. Es sind immer alle Geschlechter mitgemeint.

Richtig oder falsch:

Lesen Sie bitte bei allen Attributen wie »richtiges Essen«, »falsch«, »normal« oder »gut genug« in Gedanken ein Anführungszeichen mit. Denn natürlich gibt es kein Richtig oder Falsch, sondern es geht in der Auseinandersetzung mit Bewertungen und Glaubenssätzen gerade darum, sich von solchen verunsichernden und stigmatisierenden Kategorien frei zu machen.

Hochgewicht:

Angesichts der vielen Stigmatisierungen, denen sich Menschen mit einer Essstörung ausgesetzt sehen, spreche ich nicht von Über-, sondern von Hochgewicht.

Recovery:

Ein anderer Begriff für den körperlichen und emotionalen Heilungsprozess einer Essstörung, der sich besonders in den sozialen Medien etabliert hat.

Triggerwarnung:

Wie eingangs schon gesagt: In diesem Buch werden Sie mit schwierigen und sensiblen Themen konfrontiert. Achten Sie beim Lesen gut auf sich selbst, auf Ihr Kind und andere Familienangehörige.

Ärztlicher Beistand:

Holen Sie besonders bei auffälligen körperlichen Symptomen schnellstmöglich ärztlichen Rat ein. Das Buch ist kein Ersatz für einen Arztbesuch oder eine Therapie.

Notfalladressen:

Notfalladressen finden Sie neben hilfreichen Links und Quellen im Anhang des Buches auf Seite 206.

Weiterführende Informationen …

… zum Thema und zur Autorin finden Sie auf Julia Steppats Webseite und ihrem Instagram-Kanal.

seelenmut.net

1

Wenn die Seele hungert: Meine Geschichte

Für mich war das Gefühl, so perfekt zu sein, wunderbar. Es war berauschend! Ich wollte mehr davon. Jedes Gramm weniger auf der Waage beflügelte mich zu einem neuen Ziel: Noch weniger!

Eine ganz normale Kindheit

Ich funktioniere nicht richtig
und gehöre nicht dazu.

Ich bin behütet aufgewachsen. In einem kleinen malerischen Ort im Schwarzwald, mit einem kleinen Bruder und mit Eltern, die überall einen guten Ruf hatten. Wir hatten ein schönes Zuhause und alles, was wir zum Leben brauchten. Wir wurden gut erzogen und ernährt, gefördert und gefordert. Meine Eltern wollten, was alle Eltern wollen: das Beste für mich. Nur dass ihr Bestes nicht immer gut für mich war.

Gesund zu leben und sich gesund zu ernähren, hatte in meiner Familie einen hohen Stellenwert. Meine Mutter achtete sehr auf ihre Ernährung und ihr Gewicht und wollte das auch an ihre Kinder weitergeben. Möglichst viel Obst und Gemüse zu essen und keinen »ungesunden Schrott«, war eine der obersten Familiengebote. »Achte auf deinen Körper«, sagte meine Mutter immer wieder, »damit du gesund und schlank bleibst.«

Als mein Bruder geboren wurde, bekam das Thema Gesundheit umso mehr Gewicht. Er kam mit einem Herzfehler auf die Welt, musste in seinen ersten Lebensjahren mehrfach operiert werden, war oft krank, bei Ärzten und Therapeuten und immer mal wieder stand seinetwegen der Krankenwagen vor der Tür. Es war beängstigend und verwirrend. Ich war vier Jahre alt, als er geboren wurde, und begriff überhaupt nicht, was die ganze Unruhe zu bedeuten hatte und warum sich alles nur noch um das neue Geschwisterchen zu drehen schien. Ich lief so mit, war oft bei Oma oder anderen Verwandten und Nachbarn und bekam kleine oder größere materielle Trostpflaster.

Aus Sicht einer Erwachsenen kann ich verstehen, wie schwer die Situation für meine Eltern gewesen sein muss, dass sie sicher selbst oft mit allem überfordert waren, aber als kleines Mädchen fühlte ich mich einsam, verlassen und ungeliebt. Ich war wütend und traurig darüber, dass ich andauernd zurückstecken oder rücksichtsvoll sein sollte. Und wenn meine Eltern dann mit mir schimpften, schämte ich mich und war noch trauriger. Außerdem schienen für mich stets strengere Regeln zu gelten als für meinen kleinen Bruder, wodurch ich mich noch weniger geliebt fühlte. Wenn ich diesen Kummer in Worte fasste, bekam ich Ärger. Ich bekam Ärger, weil ich »Ärger machte«, weil ich »übertrieb«, zu emotional war oder nicht so, wie es erwartet wurde. Ich wurde immer widerspenstiger, feindseliger und unsicherer. Ich zog mich zurück, flüchtete mich in Traumwelten, las viel, verbrachte Tage und Nächte mit meinen Büchern und hockte am liebsten in meinem Zimmer, dem einzigen Ort, an dem ich Geborgenheit fand. Ich tobte nicht mit den anderen durch die Wälder und Wiesen vor unserer Haustür, stand auf dem Spielplatz oder Schulhof oft alleine rum und war so linkisch und unsicher, dass andere Abstand hielten. Ich hatte nichts Tolles vorzuweisen, das mir ihre Aufmerksamkeit gesichert hätte, und quälte mich mit dem Gefühl, »anders zu sein«. So als hätte ich keinen Platz auf dieser Welt. Nicht in meiner Familie, nicht im Kindergarten, im Ort, in den fünf Schulen, die ich im Laufe meines Lebens besuchen sollte. Ich fühlte mich ausgegrenzt und nicht gesehen.

Das alles musste daran liegen, dass ich irgendetwas falsch machte, und es konnte sicher anders werden, wenn ich endlich das Richtige tat. Wenn ich mich ein bisschen mehr anstrengen würde und so wäre wie alle anderen. »Warum kannst du nicht so sein wie andere Mädchen?«, fragten meine Eltern. Ja, warum konnte ich nicht? Ich hasste mich so sehr dafür, dass ich das nicht hinbekam.

Meine Eltern nahmen mein seelisches Ungleichgewicht durchaus wahr, konnten es aber nicht richtig deuten und verstehen. Und ich selbst verstand mich ja auch nicht. Ich war einfach nur unglücklich und wusste weder genau, warum noch wie ich da wieder rauskommen sollte. Ich hatte immer mehr das Gefühl, ein Problem zu sein und keine Person.

Je länger dieser Zustand anhielt, desto mehr verlor ich das Interesse an den Dingen, besonders an der Schule. Am Ende der Grundschulzeit war ich in meinen Leistungen so weit abgesackt, dass ich nur eine Empfehlung für die Hauptschule bekam. Meine Mutter war außer sich. Das hatte es in ihrer Familie noch nie gegeben und war ein Ding der Unmöglichkeit. Also schickte man mich auf eine Waldorfschule in die Schweiz.

Mit zehn Jahren fuhr ich jeden Tag eine Stunde Zug hin und zurück. Meine Leistungen besserten sich, ich schrieb sogar Bestnoten, aber ich blieb eine Außenseiterin oder wurde es jetzt erst recht. Vielleicht als selbsterfüllende Prophezeiung, weil ich mich so fühlte und so verhielt und dann auch so behandelt wurde? Meine Mitschüler neckten mich, freundlich formuliert, sie hänselten mich, sie versteckten die Sachen aus meinem Schulranzen im Klassenzimmer und dachten sich allerlei Pranks aus. Sie hatten ihren Spaß mit mir, aber sie hatten diesen Spaß ohne mich. Für mich war jeder Schulmorgen mit Angst gefüllt und mit der Sorge, was mich diesmal wohl erwarten würde.

Dass ich damals gemobbt wurde, ist eine Erkenntnis, für die ich Jahre gebraucht habe. Heute ist man in den Schulen schon viel achtsamer mit diesem Thema, aber damals war ich auch damit allein. Jahre später erzählte eine Klassenkameradin meiner Mutter am Telefon, dass das eine Art Aufnahmeritual gewesen wäre und alle Neuen da durchmussten. Die Grausamkeit schien ihr überhaupt nicht bewusst.

Süße Verführung

Eine süßliche Stimme in meinem Kopf versprach mir immer wieder Linderung durch Essen.

Nach einem qualvollen Schuljahr entschieden meine Eltern, dass ich nicht länger auf die Waldorfschule gehen musste, aber da ich in einem »normalen Umfeld« offenbar nicht klarkam, schien eine noch radikalere Veränderung vonnöten. Sie schickten mich ins Internat. Mit diesem Schulmodell würde ich sicher endlich Anschluss an Gleichaltrige finden, könnte mich ganz auf die Schule konzentrieren und würde selbstsicherer und erfolgreicher werden. Aber das gelang nicht. Ganz im Gegenteil. Ich hatte es an der Grundschule nicht geschafft, an der Waldorfschule nicht und nun am Internat auch nicht. Es war schlimmer als alles andere. Ich war die totale Versagerin.

Im Einzelnen zu schildern, was diese Erfahrung mit mir gemacht hat, würde den Rahmen dieses Buches sprengen, aber ich litt unter einer ständigen Anspannung, hatte das Gefühl, immer auf der Hut sein zu müssen, konnte mich kaum noch entspannen, schlief unruhig und entwickelte alle möglichen Ängste, die mich tagsüber quälten und nachts als düstere Albträume aus dem Schlaf rissen. Als ich nach zwei Jahren vom Internat wieder auf ein Gymnasium zu Hause wechseln durfte, war ich psychisch völlig am Ende.

Zu den Problemen mit der Schule kam in dieser Zeit noch mehr Kummer. Meine Eltern trennten sich. Mein Bruder blieb bei meiner Mutter, ich zog nach meiner Rückkehr aus dem Internat bei meinem Vater ein. Niemand hatte mich gefragt, was ich gern hätte oder mir wünschen würde. Ich wurde vor vollendete Tatsachen gestellt und musste mich mal wieder anpassen. Die Lösung war mir im Grunde recht, weil mein Verhältnis zu meinem Vater viel enger und unbelasteter war als das zu meiner Mutter, trotzdem litt ich unter der Scheidung. Und ich erlebte aus nächster Nähe mit, wie mein Vater zu kämpfen hatte, dass er traurig war und oft überfordert mit der Rolle als Alleinerziehender. Ich machte mir Sorgen um ihn und darum, dass ich seine Situation durch meine Unfähigkeit auch noch verschlimmerte.

»Streng dich an«, gab mein Vater mir mit auf den Weg, wenn er morgens das Haus verließ, weil die letzten Schuljahre vor der Gymnasialstufe so wichtig und richtungsweisend waren. Es war sein Ersatz für »Hab dich lieb« oder »Pass auf dich auf«, aber in meinen Ohren klang es wie ein: »Bitte funktioniere!« Und das wollte ich ja. Ich wollte so gern gut sein, normal, eine Tochter und Freundin, die man gern um sich hatte und die man liebte. Warum verdammt noch mal war das so schwer?

Mein Vater, der es – wie viele Männer seiner Generation und der Generationen vor ihm – nicht gelernt hatte, über Gefühle zu sprechen, schüttelte oft hilflos den Kopf. Alles Emotionale war für ihn schwer zu greifen und selbst wenn er das wollte, konnte er mich oft nicht verstehen. Immerhin ging er mit mir zum Schulpsychiater, der vorschlug, ich sollte eine Weile in eine Klinik gehen. Das war eine so schreckliche Vorstellung, dass ich mich sofort dagegen sträubte. Und mein Vater wollte das auch nicht. Die Lösung schien viel zu drastisch. Einen Psychologen oder sogar Psychiater aufsuchen zu müssen, weil man nicht richtig »funktionierte«, war schlimm genug, eine psychische Erkrankung passte nicht zu dem Bild, das wir nach außen hin abgeben wollten. Es wäre ein Makel, das Symptom eines Scheiterns. Und ein Klinikaufenthalt würde dieses Scheitern nach außen hin sichtbar machen.

Alles blieb also beim Alten. Nur die Last des Versagens und der Druck auf meinen Schultern schienen mit jedem Tag größer zu werden. Schmerz und Selbsthass waren im Laufe der Jahre so sehr angewachsen, dass ich es in meiner eigenen Haut kaum noch aushielt. Das Leben schien nur noch hart und bitter. Ich verhalf ihm zu ein bisschen Süße, indem ich Süßes in mich hineinstopfte. Anfangs hatte ich noch das eiserne Obst-Gemüse-Gebot meiner Mutter im Hinterkopf, aber von Woche zu Woche futterte ich immer öfter und immer mehr »Schrott«. »Manchmal braucht die Seele eben Streicheleinheiten«, kommentierte mein Vater mit einem Lächeln. Und genau so war es. Das Essen spendete mir einen ungeahnten Trost, es milderte meinen Leidensdruck und sorgte für Momente der Leichtigkeit.

Nur leider nicht auf der Waage. Mit zwölf Jahren wog ich gut siebzig Kilo. Nicht dramatisch, aber doch definitiv zu viel. Meinem Ansehen in der Schule und meinem Selbstbild tat das keineswegs gut. Eine süßliche Stimme in meinem Kopf säuselte mir zu, viel Süßes zu essen, und später, *nicht zu essen*. Rückblickend sehe ich in der Phase meines übersteigerten Süßigkeitenkonsums die ersten Symptome einer Essstörung. Aber magersüchtig wurde ich erst Jahre später.

Die Angst vor dem Scheitern

Jetzt würde ich endlich gut sein, alles aufholen und die Erwartungen an mich erfüllen.

Als alles anfing, war ich siebzehn, im letzten Schuljahr an der Mittelschule und stand kurz vor der Mittleren Reife. Nach außen hin hatte sich vieles in meinem Leben stabilisiert. Ich hatte den »Süßigkeitenspeck« wieder abgenommen, kam an der Schule einigermaßen klar, der Alltag mit meinem Vater hatte sich eingespielt und meine Noten hatten sich verbessert. Ich war allerdings auch keine überragende Schülerin und bekam deshalb immer wieder zu hören, wie wichtig dieses Schuljahr sei, wenn ich den Sprung auf ein weiterführendes Gymnasium schaffen wollte. Ich musste mich nur richtig anstrengen.

Also strengte ich mich an. Ich fing an, hart zu arbeiten, und entdeckte eine neue Stärke: Ich war gut im Auswendiglernen. Mit der richtigen Vorbereitung konnte ich nicht nur den Stoff, sondern jedes einzelne Wort genau wiedergeben. Einmal saß ich bei der Rückgabe einer Klausur direkt neben meiner Lehrerin und sah schon von meinem Platz aus meinen Namen ganz oben auf der Liste stehen. Ich hatte nicht nur gut abgeschnitten, ich war die Beste! Da stand sie rot auf weiß: die Eins.

In vielen Fächern sammelte ich in den nächsten Wochen glanzvolle Noten und genoss die bewundernden Blicke meiner Mitschülerinnen, wenn ich genannt und als Beste gelobt wurde. Endlich wurde ich gesehen. Ich war jemand. Ich malte mir immer wieder aus, wie ich bei der Zeugnisausgabe in die stolzen Gesichter meine Eltern schaute und wie wir danach alle vier vereint mein großartiges Zeugnis feiern würden. Nur, dass meine

Noten noch gar nicht so großartig waren. »Vollgas dieses Schuljahr«, sagte mein Vater und ich nickte brav.

Doch mit jeder Schulwoche, die verging, wuchsen die Zweifel und meine innere Unruhe. Meine altvertrauten Gefährtinnen meldeten sich: der Druck und die Angst vor dem Scheitern. Das ganze Abschlussjahr schien aus Druck zu bestehen und sich nur um die eine alles entscheidende Frage zu drehen: Wie würde ich abschneiden? Wie würde es weitergehen? Würde ich es aufs Gymnasium schaffen? Über eine Alternative dachte ich gar nicht nach, schon allein deshalb, weil ich keine anderen Vorstellungen oder Ambitionen hatte. Ich übernahm als normal und gegeben, was in meiner Familie als normal galt: aufs Gymnasium gehen, Abitur machen, studieren …

Habe ich bewusst darüber nachgedacht, den Druck zu lindern und mich durch Essen zu betäuben? Ich kann mich nicht erinnern. Wenn ich in dieser Zeit überhaupt über Ernährung nachdachte, dann im Sinne meiner Mutter über gesunde oder ungesunde Sachen und natürlich auch über mein Aussehen und Gewicht. Aber nicht besonders oft. Essstörungen waren absolut kein Thema. Nie im Leben hätte ich mir vorstellen können, dass sich das ändern würde und ein Vortrag an meiner Schule eine so verhängnisvolle Entwicklung in Gang setzen könnte.

Ich erinnere mich noch sehr genau an diesen Tag. Es war ein Mittwoch, nach der großen Pause, als eine meiner Klassenkameradinnen im Fach Hauswirtschaft einen Vortrag über Essstörungen hielt. Anfangs war ich wenig interessiert. Ich kritzelte müde und gelangweilt auf meinem Block herum und hörte kaum zu. Im ersten Teil des Vortrags ging es um Bulimie und mir wurde schon beim Zuhören schlecht. Wie verzweifelt musste man sein, um Essen in sich reinzustopfen und sich dann den Finger in den Hals zu stecken?

Ab heute Diät

Ich wurde zur Expertin in Sachen Kaloriengehalt und die Waage im Bad wurde schon bald zu meiner täglichen Begleiterin und Mahnerin.

Das Thema Magersucht illustrierte meine Mitschülerin durch Fotos von ausgemergelten Frauen. Ich war schockiert und die Bilder haben sich eingebrannt. Warum nur taten Menschen sich so etwas an? Erst das Thema Hintergründe und Ursachen ließ mich wirklich aufhorchen: Leidens- und Leistungsdruck, Essen als Trost, Aufmerksamkeit, Kontrolle, Krankheitsgewinn … Die Worte bohrten sich in mein Gehirn. Auch nach dem Vortrag konnte ich die Gedanken daran nicht abschütteln. Also begann ich, mich mit Essstörungen zu beschäftigen.

Ich vertiefte mich ohnehin gern in Themen, die mich interessierten, las wochenlang Bücher dazu und durchforstete das Internet. Jetzt las ich mit einer seltsamen Mischung aus Ekel und Faszination die Erfahrungsberichte von Mädchen, die mitten in der Magersucht steckten oder den Ausstieg geschafft hatten. Ich mochte mir nicht vorstellen, wie sehr sie leiden mussten, bemerkte aber auch, wie viel Zuwendung sie auf der anderen Seite bekamen. Wie Eltern, Freunde und Angehörige sich um sie sorgten, sich kümmerten und versuchten zu helfen. Aufmerksamkeit! Krankheitsgewinn! Kontrolle!

Schließlich stieß ich im Netz auf einen Begriff, der mein Leben verändern sollte: *Ana.* In einer der persönlichen Geschichten berichtete ein Mädchen davon, wie sie sich einer Gruppe mit diesem Namen angeschlossen hatte. Eine Gruppe, der sie sich zugehörig fühlte und die die Magersucht regelrecht feierte. Ich weiß noch, dass ich schon beim Gedanken, mehr dazu herausfinden zu wollen, ein ungutes Gefühl hatte. Mein Körper signalisierte ganz klar: »Lass es! Bitte, tu das nicht!« Aber ich tat es trotzdem. Nach wenigen Klicks durch das Internet landete ich auf Seiten, die Bilder von ausgemergelten Körpern zeigten – nicht als abschreckendes Beispiel, sondern als Ideal. Es war verwirrend und abstoßend und brachte mich davon ab, das Thema weiter zu verfolgen. Damit wollte ich nichts zu tun haben, aber ein bisschen mehr auf das zu achten, was ich aß und wie viel Kalorien ich zu mir nahm, konnte sicher nicht schaden. Schließlich war es auch das, was meine Mutter mir immer predigte: Achte auf deine Figur! Mit ein paar Kilo weniger würde ich mich sicher wohler fühlen und ich konnte ausprobieren, wie sich das anfühlte: Kontrolle.

Wenn ich daran zurückdenke, wie kurz der Weg von diesem Gedanken zu einer ernsten Erkrankung war, kriege ich noch heute eine Gänsehaut. Wie schon gesagt: Niemand entscheidet sich dafür, magersüchtig zu werden, so wenig, wie sich Alkoholiker dazu entscheiden, alkoholabhängig zu werden. Es fängt bei allen Süchten harmlos an: das eine Glas hier, das andere da, ein paar Kalorien weniger oder auch mehr. Und plötzlich kann man nicht mehr anders.

»Ab morgen mache ich Diät«, sagte ich mir damals und fing zunächst damit an, die abendlichen Naschereien wegzulassen. Dann aß ich nur noch Rohkost und Magerquark zum Abendbrot und zog das hoch motiviert mehrere Tage durch, selbst wenn ich hungrig ins Bett gehen musste. Ich war überrascht, wie schnell die Waage ein Ergebnis zeigte. Ich war mit 68 Kilogramm gestartet und hatte nach drei Wochen vier Kilo verloren. Ich war so stolz darauf, das geschafft zu haben. Endlich einmal etwas durchgezogen zu haben und damit erfolgreich zu sein. Ich erlebte ein richtiges Hochgefühl.

Aber konnten diesen Erfolg auch die anderen sehen? Die eine oder andere Hose saß ein bisschen lockerer, aber sonst? Es würde sich sicher noch besser anfühlen und noch besser aussehen, wenn ich ein bisschen weitermachte. Mit derselben Energie, mit der ich meine schulischen Leistungen verbessert hatte, begann ich nun, meine Ernährung zu optimieren. Ich lernte alles über Kalorien und Nährstoffe und sortierte meinen ganzen Speiseplan neu. Statt Apfelsaft für die Schule gab es Wasser. Süßigkeiten wurden komplett gestrichen, auch Kuchen, Toastbrot und Weißmehl waren voller Zucker und für den Körper nur Ballast. Immer mehr Dinge, die ich bis dahin gegessen hatte oder sogar besonders mochte, fand ich zunehmend eklig. Ich begleitete meinen Vater bei jedem Einkauf und versuchte alles, was zu viel Kalorien hatte, zu ersetzen.

In der Schule strebte ich nach Einsen, beim Essen setzte ich mir ein neues Tagesziel: 1500 Kalorien maximal. Ich beobachtete voller Stolz und Begeisterung, welche Auswirkungen das hatte, wie ich stetig an Gewicht verlor und wie sich mein Körper veränderte. Mit derselben Genugtuung, mit der ich als Zwölfjährige Zuckerkram in mich hineingestopft hatte, trug ich jetzt Klamotten, die vorher ins Reich des Unmöglichen gehört hatten. Ich zeigte sogar meine Beine, die ich mit Abstand für meine schlimmste »Problemzone« hielt. Ich bekam Komplimente von Mitschülern und Freunden und auch zu Hause fiel die Veränderung auf. Doch alle sahen es positiv.

Das Gefühl, so perfekt zu sein, war wunderbar. Es war berauschend! Ich wollte mehr davon. Ich führte genau Buch darüber, was und welche Menge an Kalorien ich aß, und war jedes Mal aufs Neue stolz, wenn ich Essen ablehnte, das man mir anbot. Jedes Gramm weniger auf der Waage beflügelte mich zu einem neuen Ziel: Noch weniger!

Du kannst mich Ana nennen

Diese Welt sollte sich in jede Faser meines Gehirns hineinfressen und zu meinem persönlichen Albtraum werden. Ana wurde zu meinem Lebenspartner und zu meinem Fluch.

Nach den ersten Monaten der schnellen und beflügelnden Veränderungen erlebte ich ein Plateau. Ich war bei 59 Kilogramm angelangt und die Zahl auf der Waage schien sich kein Milligramm mehr nach unten zu bewegen. Obwohl ich so viele Kalorien wie möglich einsparte und auf meine geliebten Süßigkeiten verzichtete, blieb der Erfolg aus. Das ärgerte mich zunehmend und ich entdeckte immer mehr Mängel an meinem Körper, den ich gerade eben noch so perfekt gefunden hatte. Alles fühlte sich schwabbelig an und mein Bauch war viel zu dick, oder? Ich fing an, mich vor meinem Bauch zu ekeln und mich nach dem Duschen neben dem Spiegel abzutrocknen, um ihn nicht sehen zu müssen.

»Du gibst noch nicht genug«, meckerte eine Stimme in meinem Kopf. »Du musst dich noch mehr anstrengen.« Ich dachte an die magersüchtigen Mädchen, die Ana auf ihrer Internetseite so gefeiert hatte, und sah mir die Bilder erneut an. Sie kamen mir plötzlich gar nicht mehr so beängstigend und schrecklich vor. Ich verbrachte einen ganzen Nachmittag damit, mich in den Blog der »Thinderellas« zu vertiefen, wie sie sich nannten. Ich inhalierte sämtliche Inhalte und starrte lange auf den Button mit der Einladung, sich über WhatsApp mit einer der Pro-Ana-Gruppen zu verbinden. Konnte so etwas funktionieren? Es musste einfach … Klick! Nur wenige Stunden später war ich selbst eine Thinderella. Mit einem persönlichen Willkommensbrief wurde ich in den erlesenen Kreis aufgenommen: »Mein vollständiger Name ist *Anorexia nervosa*«, hieß es in diesem Brief, »aber du kannst mich Ana nennen. Ich hoffe, wir werden gute Freunde …«

Anfangs befremdete mich das noch, vor allem das: »Vergiss jeden, der versucht, mich dir wegzunehmen.« Doch gleichzeitig gab mir der Brief das Gefühl, auf Gleichgesinnte gestoßen zu sein, die mich verstehen würden. Die wussten, was es hieß, sich in der realen Welt nicht stark genug zu fühlen für all die Leistungen, die es zu erbringen galt. Die mir eine Zuflucht boten, eine Parallelwelt, in die ich eintauchen konnte.

Mein Alltag wurde von da an von der Zugehörigkeit zu meiner Ana-Gruppe regiert und von ihren Regeln. Das war nicht etwa ein lockeres Forum, in dem man sich ab und an über gemeinsame Themen austauschen konnte. Es war wie eine Art Geheimbund mit einer Anführerin und Mitgliedern, die täglich miteinander kommunizierten. Wir waren ausschließlich Mädchen, fast alle in meinem Alter oder jünger. Zwei unserer Mitglieder waren sogar erst zehn Jahre alt. Wer neu war, musste sich vorstellen, Alter, Körpergröße und Gewicht nennen und das eigene Wunsch- beziehungsweise Zielgewicht definieren. Von da an hieß es: jeden Tag Bericht erstatten, nicht mehr als 500 Kilokalorien am Tag zu sich nehmen und mindestens 200 davon durch Sport wieder verbrennen. Fressattacken mussten sofort gemeldet werden oder am besten dann, wenn man kurz vor einer Fressattacke war. Zusätzliche Wochenchallenges spornten dazu an, in kurzer Zeit noch mehr Kalorien zu verbrennen. Regelmäßige Wiegebilder als Beweis waren Pflicht. Zum Tracken der sportlichen Aktivität musste ich eine Fitness-App installieren. Alles wurde genauestens festgehalten und protokolliert.

Was ist Ana?

Die Bewegung Pro-Ana stammt aus den USA, wo sie in den 1990er-Jahren zum ersten Mal mit einem herausfordernden Slogan auf die Bühne trat: »*Anorexia is a lifestyle, not a disease.*« Zu Deutsch: »Magersucht ist keine Krankheit, sondern ein Lebensstil.« Die Bewegung hat sich seither immer mehr verbreitet, über Blogs und Webseiten verherrlicht und verharmlost sie die Krankheit und gewinnt ihre Anhängerinnen vor allem über (die unbekannten) Pro-Ana-WhatsApp-Gruppen, die ein großes Gefahrenpotenzial darstellen.[1]

Hilfreicher Lesestoff:

Gegen Verherrlichung von Essstörungen im Internet. Ein Ratgeber für Eltern, Fachkräfte und Provider. Hrsg. vom Bundesministerium für Familie, Senioren, Frauen und Jugend, 2011.

1 Mehr dazu in meinem Beitrag für: in-cogito.de/anas-eigene-welt-bei-whatsapp/

Knallharte Regeln

Es war so großartig,
endlich verstanden zu werden!

Plötzlich so sehr auf Zahlen reduziert zu sein, gab mir anfangs das Gefühl, ein Stück meiner Seele verkauft zu haben. Doch meine Mitstreiterinnen fühlten genau das, was ich auch fühlte: den Druck von Eltern, Verwandten, Freundinnen und Lehrerinnen, das Hochgefühl auf der Waage …

Obwohl mein Vater tagsüber in seiner Praxis war und ich alle Freiheiten hatte, wurde es zu Hause zunehmend schwieriger, die Ana-Regeln umzusetzen, ohne aufzufallen. Die Pausenbrote, die ich mir pflichtschuldig schmierte, schmiss ich in der Schule weg. Gemeinsame Mahlzeiten vermied ich, wann immer es ging. Manchmal garnierte ich einen Teller mit Brotkrümeln und behauptete, ich hätte bereits gegessen. Überhaupt dachte ich ständig ans Essen oder eher ans Nicht-Essen. In meinem Kopf war kein Platz mehr für irgendetwas anderes als Essen, Kalorien und Gewicht. Die Mitglieder in meiner Gruppe verstanden das, sie wussten, was ich durchmachte, und sie teilten meine Ängste, Sorgen und Sehnsüchte. Sie waren meine »richtige« Familie. Und sie hatten jede Menge Tipps auf Lager, wie sich das Essen vermeiden ließ und welche Lügengeschichten man stattdessen »auftischen« konnte.

Niemandem schien aufzufallen, dass wir den Leistungsdruck in unserem Alltag lediglich ersetzten: durch den Druck, alle Forderungen von Ana zu erfüllen, nicht zu versagen, uns keine Fehltritte zu leisten. Denn wer die knallharten Regeln nicht einhielt, bekam eine Abmahnung, danach erfolgte der Rausschmiss. Wer aß, war schwach und hatte es in Anas Augen nicht verdient zu leben. Wir akzeptierten das, als wäre es das Normalste der Welt, und dachten ausschließlich darüber nach, wie wir noch weniger essen und Kalorien einsparen konnten.

In einem Alter, in dem andere Kinder über die Stränge schlagen, sich austesten und rebellieren, schnürte ich mich selbst in ein enges Korsett aus Regeln und Disziplin. Mein Tag bestand aus festen Routinen rund um das Essen, die ich immer weiter optimierte. Zwischen eins und zwei fand das leidige Mittagessen statt, das Abendessen möglichst gar nicht, aber wenn doch, dann bis spätestens sechs Uhr, danach wird schließlich alles direkt zu Fett und setzt sich auf Hüften und Schenkeln an. Um Punkt halb sieben wurde gebadet und bis dahin gelernt. Nach dem Baden schaute ich in der Regel fern oder las bis zum Schlafengehen. Abweichungen von diesem Tagesablauf machten mich hilflos und wütend, der kleinste Verstoß gegen meine Regeln weckte die böse Stimme in meinem Kopf, die mir dann keine Ruhe mehr ließ.

Ana war sowohl eine gute Freundin geworden als auch eine erbitterte Feindin. Sie lobte mich für jede noch so kleine Gewichtsabnahme und tadelte mich, wenn ich das nicht schaffte, frustriert war oder nicht mehr konnte. Indem ich hungerte, bestrafte ich mich selbst. Wenn ich nachts zusammengekrümmt in meinem Bett lag, alle Knochen in meinem Körper wehtaten und die Leere im Magen so sehr brannte, dass ich am liebsten laut geschrien hätte, dann tat ich Buße für jeden verbrecherischen Regelverstoß und hungerte. Und Schmerzen, so hatte mich Ana gelehrt, waren ein Zeichen von wahrer Willensstärke und Durchhaltevermögen.

Seht mich verschwinden

Je weniger von mir da war und je mehr ich selbst verblasste, desto geschützter fühlte ich mich.

Die Ana-Gruppe gab mir Halt und Bestätigung. Sie half mir, mit dem Druck fertigzuwerden und die Schmerzen auszuhalten, die der Hunger verursachte. Manchmal half es, einen Eiswürfel zu lutschen oder Kaugummi zu kauen, doch es war eine furchtbare Tortur. Trotzdem war nichts zu essen der leichtere Weg. Besser aushaltbar, als sich meinen Gefühlen stellen zu müssen. Je leerer mein Bauch war, desto weniger spürte ich die Leere in meinem Inneren.

Am Morgen entschied die Waage über meine Stimmung. Stagnierte sie oder zeigte auch nur die geringste Gewichtszunahme, war ich zutiefst enttäuscht und traurig. Jedes Gramm weniger setzte hingegen Endorphine frei und ich durchlebte einen kleinen Rausch der Freude und des Stolzes. Doch schon im nächsten Moment raste die Gefühlsachterbahn wieder steil nach unten. Der tägliche Kampf begann: Frühstücken oder nicht. Weglassen oder essen? Bewegen, bewegen, Kalorien sparen!

Da ich in der Schule zwangsläufig lange sitzen musste, gewöhnte ich mir an, mehrere Haltestellen früher auszusteigen, um noch mehr Schritte zu laufen. Nach den Hausaufgaben machte ich Sit-ups auf dem Boden. Im Winter lernte ich in der Gruppe, dass Frieren mehr Kalorien verbrennt als Wärme. Also drehte ich stundenweise die Heizung in meinem Zimmer runter und stand vor dem offenen Fenster auf einem Bein. Denn auch das verbrannte Kalorien, die ich zuvor hatte essen müssen.

Ich stumpfte innerlich immer mehr ab und ich kapselte mich immer mehr ab, unternahm kaum noch etwas mit Freunden und verbrachte meine freie Zeit damit, meinen Zwängen nachzugehen. Hatte ich mich doch mal zu einem Ausflug überreden lassen, wurde das Ganze ein Albtraum. Ich bekam Panik, wenn es darum ging, spontan etwas essen oder trinken zu gehen. Shopping machte mir ebenfalls keinen Spaß, weil ich dann nur im Spiegel sah, wie sehr ich immer noch zu dick war.

Irgendwann fing ich an, mir Hosen bewusst eine Nummer kleiner zu kaufen, damit ich eine Motivation und wieder ein neues Ziel hatte. Voller Stolz kaufte ich in der Kinderabteilung ein und gab bei Rückfragen gern vor, das sei für meine Nichte. Heute weiß ich, dass ich damit auch versuchte, mir ein Stück Kindheit zu bewahren und noch länger Kind zu bleiben. Meine Eltern hatten mir schon früh so viel Selbstständigkeit abverlangt, die mich stark machen sollte, die aber nur ein gähnendes Gefühl der Einsamkeit und Leere erzeugte. Ich war zu früh erwachsen geworden und spürte eine schmerzliche Sehnsucht nach Schutz und Fürsorge.

Ich war nicht stolz auf diese halb erwachsene Version von mir selbst, aber auf meine kindlichen Maße und meine Disziplin. Stolz darauf, in der Klasse die Dünnste zu sein, keine Süßigkeiten zu brauchen und immer mehr Leistung zu erbringen. Ich fühlte mich endlich eine Stufe weiter oben als die anderen. Wenn ich unterwegs war, morgens in die Schule fuhr oder abends wieder nach Hause, suchte ich meine Umgebung nach Menschen ab, die »hochgewichtig« waren, damit ich mich besser fühlen konnte als sie. Ich erlebte Momente, in denen ich mich mächtig fühlte und überlegen, und schämte mich dann furchtbar, dass ich solche Gedanken hatte und andere abwerten musste, um einen kurzen Kickmoment zu erleben.

Kontrollverlust

Die Magersucht war in meinem Kopf,
meinem Herzen, meiner Seele.

So zu tun, als würde dieses Leben mir Spaß machen oder mir guttun, war eine Lüge. Ich wusste sehr genau, dass ich den Bezug zur Realität verloren hatte, ebenso wie den Zugang zu meinen Gefühlen. An Tagen, an denen ich ehrlich zu mir war, wusste ich auch, dass ich krank war und dass diese Krankheit mich schon lange beherrschte. Ich war magersüchtig.

»Aber ich habe doch alles unter Kontrolle«, hielt ich dieser Erkenntnis entgegen. »Ab morgen wird alles anders«, beruhigte ich mich. Nur kam dieses Morgen nie. Stattdessen weckte mich Ana an jedem neuen Tag mit dem Befehl, auf die Waage zu steigen und die Kontrolle über mein Gewicht zu übernehmen. Dabei hatten meine Zwänge und Gedanken längst die Kontrolle über mich übernommen. Ich war nur noch eine Marionette meiner Sucht.

Natürlich fiel mein Verhalten irgendwann auch anderen negativ auf. Immer öfter wurde ich gefragt, ob ich schon wieder abgenommen hätte. Ich antwortete jedes Mal mit einem überraschten: »Echt? Ist mir gar nicht aufgefallen.« Zu Hause wurde ich kritisch beäugt und gefragt, wie dünn ich denn noch werden wollte. In solchen Momenten wäre ich am liebsten vor Scham in Grund und Boden versunken. Außerdem wusste ich überhaupt nicht mehr, »wie dünn ich denn noch werden wollte« und was inzwischen mein Ziel war.

Wenn es anfangs schön gewesen war zu sehen, wie mein Körper schlanker wurde und sich formte, waren die Veränderungen jetzt nur noch beängstigend. Kurz vor dem Schuljahresende wog ich knapp unter fünfzig Kilo. Ich trug endlich Kleidergröße vierunddreißig, meine Knochen waren dort sichtbar, wo ich es haben wollte ... Ich hätte also glücklich sein müssen. Schließlich hatte Ana ja versprochen, dass ich nur dünn genug sein müsste, um auch gut genug zu sein. Aber dem war nicht so. Sämtliche Farbe war aus meinem Leben gewichen, ich fühlte mehr Leere als vorher und eine zermürbende Gleichgültigkeit gegenüber den Dingen, die mich umgaben. Der Druck saß noch immer wie ein Stein auf meiner Brust, Schuldgefühle quälten mich und Erschöpfung machte sich breit. Hatte ich einfach wieder versagt? War ich noch immer nicht dünn, noch immer nicht gut genug?

Mein Körper gab darauf eigentlich ganz klare Antworten und signalisierte immer deutlicher, dass ihm die »Optimierung« nicht guttat. Meine Augen waren glanzlos und von tiefen Schatten umgeben. Mir fielen die Haare aus und meine Hände waren oft rötlich, rau und rissig. Ich fror ununterbrochen, egal, ob draußen oder drinnen, als würde ich in einer Kühlzelle leben. Mein Kreislauf arbeitete »untertourig«, mein Blutdruck sackte regelmäßig in den Keller und ich hatte immer häufiger mit Schwindelattacken zu kämpfen. Auch mein Schlaf veränderte sich, ich konnte nur schwer einschlafen und wurde oft von heftigen Schmerzen geweckt. Nur höchst selten schlief ich mal ein paar Stunden durch. Die Schmerzen, die ich durch das ewige Hungern bekam, waren überhaupt das Schlimmste. Ein paar Schluck Wasser auf leeren Magen fühlten sich an, als würde jemand ein Messer in meinen Bauch rammen.

»Du musst etwas essen, Julia!«, bekam ich immer öfter und immer eindringlicher zu hören. »Du musst etwas ändern«, sagte mein Vater traurig. »So kann es doch nicht weitergehen.« Ich wusste sehr genau, dass sie alle recht hatten, aber ich wollte und konnte nichts essen. Ich war sicher, nichts essen zu dürfen. Ganz egal, wie laut mein Körper schrie, dass er keine Kraft mehr hatte. Jeden Tag, jede einzelne Mahlzeit führte ich denselben Kampf: Essen oder nicht essen? Leben oder sterben?

Wie lange ich noch so weitermachen wollte, wusste ich selbst nicht. Worauf ich wartete, wusste ich selbst nicht. Vielleicht darauf, dass mich etwas oder irgendwer retten würde. Ich hatte das Gesicht der Krankheit zweifellos erkannt, ich begriff, was andere mir sagen wollten, ich spürte die Folgen jeden Tag am eigenen Leib. Doch die Zwänge gaben mir Sicherheit. Ohne die Krankheit fühlte ich mich ohnmächtig.

Aber ich musste aufhören. Ich wusste, dass ich an einem riesigen Abgrund stand und es nur noch hinunter in die Tiefe gehen konnte. Es kostete zu viel Kraft, gegen mich selbst zu kämpfen. Ich musste mir endlich eingestehen, dass sich alles nur in meinem Kopf abspielte. Niemand sagte mir, dass ich zu fett war. Die Stimmen in meinem Kopf sagten mir das. Aber sie ließen sich nicht abschütteln, sie hatten sich tief in mein Hirn gefressen. Die Zwänge ließen sich nicht abschütteln und klebten an mir wie Blutegel. Ich hatte so lange Krieg gegen meinen Körper geführt und den Lügen meiner Essstörung geglaubt … Ich war eine andere geworden, eine Fremde. Dass diese Fremde trotzdem dieselbe Person war, die früher fröhlich sein konnte und Spaß gehabt hatte, machte mich wütend. Ich war wütend auf die Stimmen, die mir sagten, ich solle weitermachen. Ich war wütend auf Ana, die mir all diese Gedanken eingepflanzt hatte. Ich war wütend auf alle, die mir sagten, dass diese Gedanken vollkommen unsinnig wären. Und ich war wütend auf mich selbst, dass ich diese Krankheit in mein Leben gelassen hatte. Dass ich zugelassen hatte, dass sie so viel Macht über mich bekam. So viel Macht, dass mir keine Wahl mehr blieb: Sterben oder mich der Tatsache stellen, dass ich magersüchtig war und Hilfe brauchte.

Leben oder sterben?

Wer würde kommen und mich erlösen?
Wer würde mir ohne Ana beistehen und mich verstehen?

In einem Anfall von Wut verließ ich die Ana-WhatsApp-Gruppe und löschte sie. Ich verschwand ohne ein Wort der Erklärung. Was für eine Erleichterung! All die Jahre hatte ich so viel erduldet, so viel ausgehalten, so viel Schuld mit mir herumgetragen und mir niemals auch nur den kleinsten Fehler vergeben. Ich wusste überhaupt nicht mehr, welche Bedürfnisse ich hatte, sondern nur noch, wie ich meine Bedürfnisse unterdrücken konnte. Mit eiserner Disziplin. Aber jetzt war Schluss damit! Alles würde anders werden!

Ach ja? Und wie? Wie sollte ich auf einmal schaffen, was ich bisher nicht geschafft hatte: regelmäßig essen und mich meinen Dämonen stellen? Den Dämonen der Angst: meinen eigenen Ansprüchen nicht gerecht zu werden und »nicht normal« zu sein. Nicht geliebt zu werden oder nur dann, wenn ich gute Leistungen erbrachte. Angst davor, nicht alles kontrollieren zu können, verletzlich zu sein und nicht immer perfekt, Fehler zu machen … Es schien unmöglich, so viel schwieriger, als in meinem krankhaften Wahn weiterzumachen. Ich war panisch und voller Zweifel.

»Wie dumm und naiv warst du, Julia«, meldete sich die Stimme in meinem Kopf. »Einfach so aus der Gruppe auszutreten? Was ist dein Leben denn jetzt noch wert?« »Du kannst das nicht«, sagte die Stimme. »Du schaffst das nie, Julia.« »Doch, ich kann das«, versicherte ich mir selbst. »Ich schaffe das.« Die Bilder und Geschichten von den Kliniken, die ich aus der Gruppe kannte, tauchten in meiner Erinnerung auf. Ich wusste, was sie dort mit Magersüchtigen machten, und zwangsernährt zu werden, war das Schlimmste, was ich mir überhaupt vorstellen konnte. Schlimmer als alles andere. Das wollte ich auf keinen Fall, ich musste verhindern, dass ich in so einer Klinik landete!

Eines Nachts wachte ich auf und sah mich im Spiegel mit anderen Augen. Der Filter der Essstörung war schwächer. Ich stand in meinem Pyjama da und sah mich plötzlich wieder in »echt«. Ich sah, wie dünn ich war und was die Sucht aus mir gemacht hatte: ein Gespenst. »Willst du leben oder sterben?«, fragte ich mein Spiegelbild und brach bei der Frage in Tränen aus. Auch weil ich seit Langem mal wieder etwas fühlte. Ich wollte leben! Auch wenn ich nicht wusste, wie. Rückblickend war das der entscheidende Wendepunkt.

Am nächsten Morgen waren Frage und Antwort noch da, aber der alte Tyrann in meinem Kopf auch. Er schrie und zeterte, ich solle mich auf die Waage stellen und nicht nachlassen in meiner Kaloriendisziplin. Ich überstimmte sein Geschrei und gab mit zitternden Händen zwei Löffel Müsli in meinen Quark. Es war das erste Mal seit einer halben Ewigkeit, dass ich zum Frühstück mehr als 150 Kalorien aß. Ich hätte am liebsten geheult und geschrien, doch ich blieb sitzen und aß auf. Danach erfasste mich ein Ekelgefühl vor dem Essen und vor dem, was ich getan hatte. Hätte ich nicht zur Schule gemusst, hätte ich sofort versucht, die Kalorien mit Sport wieder zu verbrennen.

Die nächsten Wochen schwankte ich zwischen Hilflosigkeit und Zuversicht. Um mir selbst beizustehen, griff ich auf ein altbewährtes Mittel zurück und begann, mich intensiver mit der Heilung von Essstörung zu beschäftigen. Die Texte und Videos zeigten mir, dass ich nicht allein war und dass es möglich war, das regelmäßige Essen wieder zu lernen. Aber es war hart. Ich mochte bereit sein, wieder zu essen, mein Körper war es nicht. Er schien gegen mich zu kämpfen. Mein Magen war keine größeren Portionen mehr gewohnt und so wie ich vorher unter dem Hunger gelitten hatte, so litt ich jetzt nach dem Essen unter Schmerzen und

Übelkeit. Mein Bauch war aufgebläht und hart. Ich wusste nicht, wie ich mit diesem Körpergefühl weitermachen sollte. Doch ich machte weiter und versuchte, liebevoll und nachsichtig mit mir selbst zu sein und so die abwertende Stimme zu übertönen. Manchmal gelang das, manchmal nicht. Es war ein ständiges Hin und Her. An manchen Tagen lief alles glatt, an anderen war ich so stark getriggert, dass ich dachte, ich könne das alles nicht länger aushalten. Dass ich trotzdem nicht aufgab, lag vor allem an zwei Dingen: meiner Angst vor der Klinik und dem Wunsch, meinen Vater nicht länger leiden zu sehen. Alles sollte wieder gut werden!

Und das Schuljahresende wurde gut, es wurde ein Riesenerfolg! Ich absolvierte die Abschlussprüfungen mit dem Notendurchschnitt, den ich mir gewünscht hatte. Ich hatte es geschafft, ich würde aufs Gymnasium gehen. Den Stolz meiner Eltern und die sichtbare Erleichterung meines Vaters zu spüren, war beflügelnd. Außerdem würden mir die langen Ferien sicher guttun und der schulische Neuanfang war vielleicht genau das, was ich brauchte.

Das Schlimmste ist geschafft, oder?

Mein Leben ging weiter. Ich kam klar.
Ana war still geworden.

Ich landete also an einer neuen Schule, fand neue Freunde und schaffte nach zwei Jahren mein Abitur. Ich fing an, regelmäßig Tagebuch zu schreiben, um meine Gedanken zu ordnen und Sorgen loszuwerden. Das Schreiben hielt mich auch davon ab, meine halbe Freizeit mit Sport zu verbringen. Die Gedanken an das Essen waren noch genauso dominant wie zuvor. Sie bestimmten meinen Tag und jeden Einkauf. Ich hatte Angst vor Lebensmitteln wie Bananen oder Avocados und erst recht vor Nudeln, Brot und Zucker. Aber nach und nach legte ich ein paar Kilos zu und die sorgenvollen Blicke und Ermahnungen wurden weniger. Ich hatte das Schlimmste geschafft und die Magersucht besiegt.

Doch das war nur die halbe Wahrheit. So wenig, wie man sich für eine Essstörung entscheidet, so wenig lässt sie sich heilen, indem man sich von einem Tag auf den anderen entscheidet, wieder »normal zu essen«. Die Leere in meinem Innern war noch da, ich sprach nur nicht darüber. Wir sprachen in meiner Familie nicht einmal über die Tatsache, dass ich eine Essstörung hatte. Natürlich habe ich mir gewünscht, dass meine seelischen Wunden gesehen und so fürsorglich behandelt werden würden wie körperliche. Aber alle schienen einfach nur froh, dass es mit mir wieder aufwärtsging, dass ich dieses zarte Gleichgewicht nicht zerstören mochte. Obwohl ich wusste, dass ich mich zwischen zwei Extremen befand: Einerseits ging es mir gut, andererseits brauchte ich Hilfe.

Es gelang mir trotz allem, drei Jahre lang die Essstörung nicht über mein Leben bestimmen zu lassen. Ich fing nach dem Abitur an zu studieren, zog weiter weg und bekam meine erste eigene Wohnung, alleine. Ich erlebte ein großartiges Gefühl des Aufbruchs und der Freiheit, endlich konnte ich tun und lassen, was ich wollte. Auch das Studium war anfangs schön und ich fand Halt durch neue und erwachsene Freunde. Doch die Freude des Anfangs verflog irgendwann und meine innere Welt veränderte sich. Die Farben verblassten, alles wurde grauer und grauer, als würde ich immer tiefer in einen dunklen Tunnel hineinwandern. Wenn ich morgens die Augen aufschlug, war mein erster Gedanke: »Ich will nicht aufstehen.« Oder: »Schon wieder ein neuer Tag, den ich überstehen muss.« Doch ich steuerte gegen, dachte an die lange To-do-Liste und alles, was ich tun wollte und tun musste, um an der Uni zu bestehen. Um allen anderen drei Schritte voraus zu sein, um besser zu sein als alle anderen. Weil ich doch jetzt endlich gut und erfolgreich war.

Immer öfter spürte ich, wie sehr mich dieser dauernde Kampf erschöpfte, wie sehr die Essstörung meinem Körper zugesetzt hatte und wie müde ich war. Ich lief jeden einzelnen Tag zu Höchstleistungen auf und war mit hohem Tempo auf einer Achterbahn unterwegs, nur dass diese Fahrt keinen Spaß machte. Ich konnte nicht mehr aussteigen, nicht anhalten und nicht abschalten. Keine Ruhe finden. Ich bekam einen Tinnitus und entwickelte erneut Schlafprobleme. Mein Körper signalisierte mal wieder »Stopp« und ich ignorierte ihn.

Ich schlidderte von der Essstörung in eine Depression. Zwei Erkrankungen, die man nicht miteinander vergleichen kann, die aber doch miteinander zu tun haben. Aber das sind Erkenntnisse, die ich mir erst nach und nach erarbeiten musste. Damals hatte ich das Gefühl, dass die Depression noch schlimmer war, weil sie mir jede Kraft nahm zu kämpfen. Weil es sich anfühlte, als könne ich mich nicht bewegen und alles um mich herum würde in Zeitlupe ablaufen. Als würde ein schweres Gewicht auf mir liegen und mich an der kleinsten Bewegung hindern. Alles tat weh und gleichzeitig fühlte ich gar nichts, so als wäre ich schon tot. Ich war verloren.

Immerhin brachte mich das dazu, mir eine Therapeutin zu suchen. Die Therapie machte mir viele Zusammenhänge bewusst, aber ich fühlte mich nicht richtig gesehen und war nach wie vor überzeugt, dass ich meine Probleme allein in den Griff kriegen musste. Als ich das Thema Essstörung ansprach, schien meine Therapeutin meinen Körper zu taxieren. Sie sprach es nicht aus, aber ich war mir sicher, was sie sagen wollte: »Sie sehen nicht essgestört aus.« Also brachte ich das Problem nicht wieder zur Sprache. Ich wollte gesehen werden in meinem Schmerz und war bereit, dafür alles zu tun, sogar mich selbst zu verletzen, doch aussprechen konnte ich es nicht. Ich wollte meine Therapeutin nicht enttäuschen, meine Eltern nicht und mich selbst auch nicht.

Ich bewältigte trotz Depression meinen Alltag, wurde die Beste in meinem Kurs und lernte nebenbei noch Chinesisch. In vielen stillen Stunden romantisierte ich mein Leiden und war überzeugt, dass ich es ohne Hilfe schaffen würde. Ich belog mich selbst. Mal wieder. Es brauchte erst den totalen Zusammenbruch, um mich zur Einsicht zu bewegen. Im Rahmen eines Praktikums erlitt ich einen Burn-out. Danach ging nichts mehr und ich konnte gar nicht anders, als Hilfe anzunehmen und mir und allen anderen einzugestehen, dass ich »krank genug« war. Meine Ärztin schickte mich in eine Klinik.

Die Wochen in der Klinik gaben mir die Zeit, über alles nachzudenken. Darüber, wer ich war, wie es weitergehen sollte und wer ich sein würde ohne meine Krankheit. Mit gerade einmal 21 Jahren war ich völlig ausgebrannt. Was hatte ich mir und meinem Körper da nur angetan?

Alte und verdrängte Gefühle

Mein Körper hat durchgehalten und nie aufgegeben.
Danke, Körper, dass du mich trägst, tagtäglich!

In dieser Zeit der intensiven Auseinandersetzung mit mir selbst bin ich mir neu begegnet und habe mich neu kennengelernt. Ich erkannte, was mein Inneres mir die ganze Zeit schon zu sagen versuchte: Nicht das Essen ist das Problem, es sind alte und verdrängte Gefühle, die immer wieder versuchten, an die Oberfläche zu dringen. Mein Körper wollte nie krank werden. Er wollte nur, dass ich zuhöre und ihn beachte. Und genau darin lag der Weg zu meiner Heilung: mich mit meinen Gefühlen zu befassen, die Signale meines Körpers wahrzunehmen und mich mit meinem eigenen Selbst auseinanderzusetzen.

Also fing ich an aufzuräumen, mir alte Glaubenssätze und Muster anzusehen und alles, was mich daran hinderte, ich selbst zu sein. Ich setzte mich mit vielen essenziellen Fragen auseinander wie: »Wer bin ich eigentlich?«, »Was ist meine Aufgabe?«, »Woran möchte ich mich am Ende meines Lebens gern erinnern?« Und: »Was würde ich tun, wenn es morgen vorbei wäre?« Ich ordnete mein Leben noch einmal neu und traute mich Schritt für Schritt aus meiner Komfortzone heraus, in der ich so lange verharrt hatte, weil ich fürchtete, mit einem Sprung nach vorn würde ich in einem tiefen Abgrund landen. Es stellte sich heraus, dass der Graben, den ich überspringen musste, viel weniger tief und monströs war als gedacht.

Ich begann eine neue Therapie, brach mein Studium ab und beschloss, mein Interesse für die Krankheiten der Psyche zum Beruf zu machen. Ich studierte Psychologie, setzte mich intensiv mit dem Thema Persönlichkeitsentwicklung auseinander und helfe heute mit meiner Erfahrung und Expertise anderen Menschen dabei, sich aus dem Klammergriff einer Essstörung zu befreien.

Happy End, oder? Im Zusammenschnitt klingt das sicher so, als wäre es leicht und schnell gegangen, aber das stimmt natürlich nicht. Wenn das so wäre, hätten wir nicht so viele Erkrankte, die sich jahrelang mit einer Essstörung quälen, ihre Gesundheit ruinieren oder sogar daran sterben.

Der Weg zur Heilung ist nicht einfach. Er ist steinig und lang. Heilung braucht Zeit, sich selbst zu finden braucht Zeit – aber es ist möglich. Sonst würde ich heute nicht hier sitzen, dieses Buch schreiben und mit Vergnügen nebenher ein Stück Kuchen essen. Ich habe keine Angst mehr vor dem Essen. Mein Körper und ich sind Freunde geworden, ich kann mich selbst und meinen Körper heute annehmen und sogar auch immer wieder lieben. Was nicht heißt, dass ich mich jeden Tag großartig finde, aber ich versuche, mich selbst wie eine gute Freundin zu behandeln und auch so mit mir zu sprechen. Ich habe den inneren Kritiker nicht gänzlich zum Verstummen gebracht, aber ich höre ihm nicht mehr zu und ich erlaube ihm vor allem nicht, »Noten zu vergeben«.

Was Heilung im Einzelnen heißt, wie der Weg dahin aussieht, wie es möglich werden kann, das Leiden und die alten Muster loszulassen, schildere ich in den folgenden Kapiteln. Der erste Schritt ist immer die Erkenntnis und der Entschluss, sich auf den Weg zu machen. Auch wenn es erst mal noch ein wackliger Entschluss ist.

2

Quälende Zweifel: Ist mein Kind essgestört?

Welches Essverhalten ist normal? Und ab wann wird es problematisch? Wo liegen die Grenzen zwischen eigenwilligem Essverhalten und Krankheitssymptomen? Die Übergänge sind meist fließend, was eine Abgrenzung umso komplizierter macht. Aber eben deshalb ist es gut und richtig, Zweifelsfragen auf den Grund zu gehen und eine eventuell bestehende Problematik möglichst frühzeitig abzuklären.

Zahlen und Fakten

»Essstörungen gehören zu den häufigsten psychischen Störungen des Erwachsenenalters.«

Essstörungen sind keine Krankheit des 20. oder 21. Jahrhunderts, aber sie treten in den letzten Jahren und Jahrzehnten immer häufiger auf. Im Zeitraum von 1990 bis 2016 hat die globale Verbreitung von Essstörungen um 65 Prozent zugenommen.[2] In Deutschland verzeichneten Krankenkassendaten zwischen 2010 und 2016 »einen Anstieg von Essstörungsdiagnosen bei Jugendlichen und jungen Erwachsenen um etwa das Zweifache«.[3] Und diese Dynamik ist seither nicht zum Stillstand gekommen. »Essstörungen sind von hoher klinischer und gesellschaftlicher Relevanz« und »gehören zu den häufigsten chronischen und psychischen Störungen des Erwachsenenalters«, schreiben die Autorinnen des Robert-Koch-Institutes in ihrer Zusammenfassung der jüngsten Studie zu Essstörungssymptomen bei Kindern und Jugendlichen (KIGGS).[4]

Genaue Zahlenangaben zur Häufigkeit und Verbreitung von Essstörungen zu geben, ist allerdings schwierig, weil man von einer hohen Dunkelziffer ausgehen muss, weil sich die Diagnosekriterien immer wieder verändern und auch weil auffälliges Essverhalten oft nur schwer von einer Erkrankung beziehungsweise von dem Krankheitsbeginn abzugrenzen ist.

Das RKI hat in der KIGGS-Studie ermittelt, dass in Deutschland 19,8 Prozent der Kinder und Jugendlichen im Alter zwischen

2 Erskine u. a.: *The global burden of eating disorders.*
3 Cohrdes u. a., *Bundesgesundheitsblatt,* S. 1195.
4 Ebenda, S. 1197.

11 und 17 Jahren Anzeichen gestörten Essverhaltens zeigen.[5] Das heißt noch nicht, dass in allen Fällen eine Erkrankung vorliegt, macht aber doch deutlich, wie gefährdet diese Altersklasse ist. Die Coronapandemie hat zudem noch einmal zu einem massiven Anstieg von Depressionen und Essstörungen bei Kindern und Jugendlichen geführt, wie unter anderem der »Kinder- und Jugendreport 2022« der DAK-Gesundheitskasse belegt.[6] Auch Rückfälle in eine Essstörung sind während der Pandemie häufiger aufgetreten.

Meist entwickeln sich Essstörungen in der Pubertät oder im frühen Erwachsenenalter. Immer öfter wird jedoch auch ein früherer oder ein späterer Erkrankungsbeginn beobachtet. Auch Erwachsene können noch an einer Essstörung erkranken, Jungen und Männer genauso wie Mädchen und Frauen, wenn auch weniger häufig. Am weitesten verbreitet sind laut Angaben der Bundeszentrale für gesundheitliche Aufklärung (BZGA) die Binge-Eating-Störung, gefolgt von Bulimie und Magersucht.

Essstörungen in Zahlen

	Mädchen und Frauen	Jungen und Männer
Binge-Eating-Störung	28 von 1000	10 von 1000
Bulimie	19 von 1000	6 von 1000
Magersucht	14 von 1000	2 von 1000

Quelle: BZGA[7]

5 Cohrdes u. a., *Bundesgesundheitsblatt*, S. 1201.
6 *DAK: Kinder- und Jugendreport 2022*, S. 1.
7 https://www.bzga-essstoerungen.de/was-sind-essstoerungen/wie-haeufig-sind-essstoerungen/

Ursachen und Auslöser

Mädchen und Jungen, die an einer Essstörung erkranken, leiden unter einer inneren Leere und quälen sich mit der Frage nach dem Sinn ihrer Existenz.

In meiner therapeutischen Praxis hat sich immer wieder gezeigt, dass vor allem besonders intelligente und feinfühlige Mädchen und Jungen an einer Essstörung erkranken. Sie nehmen dank ihrer Intelligenz und Sensibilität alle Einflüsse und Emotionen in ihrem Umfeld intensiv wahr und erkennen auch die Veränderung in ihrer eigenen emotionalen Welt, fühlen sich dem aber machtlos ausgeliefert. Sie haben oft schon sehr früh das Gefühl, keinen Platz in dieser Welt zu haben, und fühlen sich nicht richtig und nicht gut genug. Sie erleben sich als Außenseiter und sind einsam, auch dann, wenn sie Freunde und ein funktionierendes soziales Umfeld um sich haben.

Zusätzlich zu diesem vorhandenen Leidensdruck gibt es für den Ausbruch einer Essstörung meist ein auslösendes Moment: die Scheidung der Eltern, Erkrankungen in der Familie oder der erste überwältigende Liebeskummer. Manchmal genügt aber auch ein scheinbar harmloser Auslöser wie eine kleine Veränderung im Lebensumfeld oder eine Diät.

Die Frage der Ursachen ist weitaus komplexer. Es gibt nicht den einen Grund, warum Menschen an einer Essstörung erkranken, und leider auch nicht das eine Rezept, das allen Erkrankten hilft. Essstörungen sind »multifaktoriell bedingte Störungsbilder«[8], das heißt, es müssen mehrere Ursachen zusam-

8 Cuntz, S. 2.

menkommen. Experten unterscheiden zwischen biologischen, sozialen, soziokulturellen und psychologischen Faktoren. Auch die Vererbung spielt zu einem gewissen Prozentsatz eine Rolle, aber nicht jede Essstörung wird zwangsläufig »weitervererbt«. Zu den biologischen Faktoren gehören auch Ungleichgewichte bei körpereigenen Substanzen, den Hormonen Leptin, Ghrelin und Östrogen oder den Neurotransmittern Serotonin und Dopamin. Jeder Einzelfall ist anders und damit auch der Heilungsweg.

Wie im Vorwort bereits ausgeführt, basiert mein therapeutischer Ansatz auf der These, dass Essstörungen aus dem System Familie kommen. Zwischen familiären Themen und Krankheitsbildern sehe ich enge Verflechtungen. Beziehungen, Bindungen und Konflikte haben großen Einfluss auf die Entwicklung und den Verlauf der Erkrankung. So kann es Kindern beispielsweise durch instabile Bindungen, Traumata oder Konflikte an Urvertrauen fehlen und aus diesem Mangel heraus entwickeln sie später zu wenig Selbstvertrauen und einen zu geringen Selbstwert. Es ist sehr aufschlussreich und hilfreich, sich im therapeutischen Prozess anzusehen, welche Themen und Dynamiken sich im familiären Umfeld zeigen, aber es geht dabei nicht um mögliche Verursacher und Schuldfragen. Ich spreche deshalb ganz bewusst vom System Familie. Dazu später mehr in dem Kapitel ab Seite 115.

Richtig essen?

Ohne Zweifel haben gesunde Ernährung und Sport segensreiche Wirkungen und Einfluss auf unsere Gesundheit, aber sie sind auch Teil einer Idealisierung, eines Schönheits- und Selbstoptimierungskults.

Das Wort Ernährung geht auf das mittelhochdeutsche *ernern* und das althochdeutsche *neren/nerian* zurück, was so viel heißt wie: genesen machen, heilen, retten, am Leben erhalten.[9] Essen und Trinken sind lebensnotwendige Dinge, um uns zu ernähren und zu nähren und für einen gesunden und funktionstüchtigen Körper zu sorgen. Aber die Definitionen von Gesundheit und gesunder Ernährung unterliegen einem stetigen Wandel, sodass es auch besonders ernährungsbewussten Menschen schwerfällt, sich im Dschungel immer neuer Trends und Erkenntnisse zu orientieren und zu entscheiden, was denn richtiges und gesundes Essen ist: Frühstücken oder nicht frühstücken, feste Zeiten oder lange Fastenpausen, Fleisch oder kein Fleisch, wenn Fett, dann aber nur gesunde Fette und so weiter. Wir alle kennen das. Wir sollen ausreichend trinken, nicht zu viel und nicht zu wenig essen, möglichst vitamin- und ballaststoffreich, eher kalorienarm, mit wenig Salz und wenig Zucker. Wir sollten auf unser Gewicht achten, auf unseren Blutzucker, die Cholesterin- und Leberwerte und anderes mehr. Bei vielen Krankheiten gibt es eigene, nicht selten widersprüchliche Ernährungsempfehlungen, die es noch komplizierter machen.

Es gibt Regeln über Regeln, mit denen wir schon als Kinder konfrontiert werden. Vielleicht lernen wir, dass wir jederzeit Apfel

9 wikipedia.org/wiki/Ernährung

oder Gurke essen dürfen, aber nicht Schokolade oder Eis. Dass es nach dem Zähneputzen kein Naschen mehr gibt, wir uns nicht zu viel auf den Teller schaufeln sollen oder dass »gegessen wird, was auf den Tisch kommt«. Und natürlich lernen wir auch, »anständig zu essen«, mit Messer und Gabel, ohne zu schlürfen und mit schön geradem Rücken sitzend. Wie mit dem Thema Essen und Ernährung im Detail umgegangen wird, ist Teil der Familienkultur und es beeinflusst die Entstehung einer Essstörung.

Neuerdings hört man immer öfter, wir sollten wieder intuitiv essen und auf unseren Körper hören. Doch was bedeutet das überhaupt und wie kriegen wir das hin? Wie können wir uns von all den Regeln und Thesen frei machen, die wir dazu im Kopf haben? Schließlich wird uns überall suggeriert, was wir essen müssen, um gesund und fit zu bleiben. Experten präsentieren uns immer wieder neue Erkenntnisse der Ernährungswissenschaft, Journalisten setzen sich kritisch oder unkritisch mit Ernährungstrends und Diäten auseinander und Influencer aller Couleur führen uns die schönsten Ergebnisse vor. Sie zeigen in wirkmächtigen Bildern und Videos, was es heißt, fit und energiegeladen zu sein, schön und schlank, mit strahlend reiner Haut und natürlich tiefenentspannt.

Damit wird uns nicht zuletzt auch suggeriert, dass Gesundheit und Schönheit in unserer eigenen Verantwortung liegen und wir alles erreichen und verbessern können, wenn wir es nur richtig machen und nicht zuletzt richtig essen. In einer Phase, in der sich Kinder und Jugendliche mit dem eigenen Körperbild und Selbstwert auseinandersetzen, ist dies ein unerschöpflicher Quell der Verunsicherung. Die Idealisierung von Schönheit und Gesundheit, Coolness und Fitness ist ein reichhaltiger Nährboden für Zweifel in Bezug auf das eigene Selbst und den eigenen Körper. Im Vergleich rutscht der eigene Selbstwert nur allzu leicht in den Keller und genau das ist Ursache Nummer eins hinter einer Essstörung.

Auch als Erwachsene sind wir von dieser Idealisierung beeinflusst und wir tun gut daran, unsere eigene Haltung und Vorbildwirkung zu hinterfragen. Denn Kinder orientieren sich besonders in den ersten Lebensjahren ganz stark an Vorbildern in der Familie. Je älter sie werden, desto mehr äußere Einflüsse kommen hinzu und sie geraten unter Umständen in einen Zwiespalt zwischen den Vorbildern zu Hause und denen von Gleichaltrigen und Internetwelten. Wie sollen sie wissen und entscheiden können, welche Vorbilder richtig sind?

Was also tun mit dem Dilemma des Richtig oder Falsch und dem Spannungsfeld von guten und schlechten Vorbildern? Ich denke, es ist wichtig, den Kindern gegenüber nicht so zu tun, als hätten wir Antworten auf alle Fragen und wüssten immer, was richtig oder falsch ist, und wären in der Lage, das auch immer umzusetzen. Wir sollten ihnen vielmehr schon von klein auf vermitteln, dass es gar nicht darauf ankommt, alles richtig und perfekt zu machen und mit allem, was wir tun und sind, richtig und perfekt zu sein. Gerade in der Pubertät müssen Kinder lernen, dass sich der Körper verändert und verändern darf. Dass es nicht darum geht, irgendeinem Ideal zu entsprechen, sondern für uns selbst auszuloten, was uns guttut und womit wir uns wohlfühlen – damit wir uns im eigenen Körper wohlfühlen und ein »Team bilden«. All das fällt auch Erwachsenen oft schwer und ist in gewisser Weise eine lebenslange Aufgabe und Auseinandersetzung. Dass Kinder und Jugendliche damit Schwierigkeiten haben und manchmal nicht genügend Kraft, sich übermächtigen Vorbildern und Idealen zu entziehen, ist nur allzu verständlich. Seien Sie also möglichst nachsichtig und verständnisvoll mit solchen »Schwächen«, auch wenn Sie damit hin und wieder an Ihre Grenzen kommen. Denken Sie in Ruhe darüber nach, wie Sie mit dem Thema Gesundheit, Schönheit und Ernährung in der Familie umgehen wollen, welche Haltung Ihnen wichtig ist, welche Haltung Sie Ihrem Kind mitgeben wollen und letztlich auch welche (Essens-) Regeln Sie daraus ableiten wollen. Dazu gehört mitunter auch die Frage, ob die bestehenden Regeln wirklich allen Familienmitgliedern guttun oder ob Sie vielleicht etwas verändern sollten.

Regeln und Gebote auf dem Prüfstand

Denken Sie darüber nach, welche Rolle das Thema Essen in Ihrer Familie spielt und welche Regeln gelten.

- Wie denken Sie über das Thema Ernährung, Gesundheit und Schönheit? Was ist Ihnen wichtig?
- Spielt Schlank- und Gesundsein eine große Rolle?
- Wie sieht Ihr eigenes Essverhalten aus und das der anderen Familienmitglieder?
- An welchen Vorbildern kann sich Ihr Kind orientieren?
- Welche Ernährungsprinzipien sind in Ihrer Familie maßgeblich? Wer bestimmt darüber?
- Entscheiden alle selbst, was und wie viel sie essen?
- Wie viel Entscheidungsfreiheit hat Ihr Kind beim Thema Essen? Werden körperliche Signale wie Hunger, Appetit oder Ekel berücksichtigt?
- Gibt es strenge Regeln, die bei Ihrem Kind (Leidens-)Druck erzeugen könnten?
- Richten sich die Mahlzeiten nach festen Uhrzeiten? Bleibt Raum für Abweichungen und Spontaneität?
- Wie gestalten sich die Familienmahlzeiten?
- Nehmen Sie sich selbst Zeit zum Essen?
- Was für ein Verhältnis zum Essen wollen Sie Ihrem Kind mit auf den Weg geben?

Falsch essen?

Nicht jedes Mehr- oder Weniger-Essen und nicht jede Sorge um den in der Entwicklung begriffenen Körper ist gleich eine Essstörung.

Dass Vorbilder, Trends und Debatten Einfluss auf unsere Kinder und ihre Auseinandersetzung mit dem eigenen Selbst und dem eigenen Körper haben, ist unvermeidbar. Dass daraus Zweifel und Unsicherheiten entstehen, ebenso. Sie sind Teil des kindlichen Entwicklungsprozesses und insofern normal. Auch dass Kinder in bestimmten Phasen ihres Lebens mal mehr oder weniger essen, dass sie manche Sachen mögen, andere nicht, ist per se nicht problematisch. Vielleicht sind sie auch neugierig und experimentierfreudig, möchten andere Ernährungsformen ausprobieren, wollen kein Fleisch mehr essen oder keine Süßigkeiten, weil sie sich mit Fragen der gesunden Ernährung, des Klimawandels oder des Tierschutzes auseinandergesetzt haben. Dann ist es nur gut und richtig, sie ihren Weg gehen zu lassen oder sie in ihren Entscheidungen zu unterstützen.

Aber welches Essverhalten ist normal? Und ab wann wird es problematisch? Wo liegen die Grenzen zwischen eigenwilligem Essverhalten und Krankheitssymptomen? Ich wünschte wirklich, ich könnte Ihnen darauf eine umfassende und beruhigende Antwort geben, aber es ist leider schwierig zu definieren, wann und wie eine Essstörung beginnt. Die Übergänge sind meist fließend, was eine Abgrenzung umso komplizierter macht. Aber je früher eine Essstörung erkannt wird, desto besser stehen die Heilungschancen.

Manchmal sind die Eltern die Ersten, die die Gefahr sehen und den Bedarf an Hilfe erkennen, wenn die Betroffenen selbst dieses Erkennen noch vermeiden oder leugnen. In vielen Fällen führt die Essstörung in den Familien jedoch ein langes Schattendasein, bevor sie als Problem erkannt wird, auch weil das Verbergen und Verheimlichen Teil des Krankheitsbildes ist (siehe Seite 73). Der erste Kontakt mit professioneller Hilfe findet deshalb oft erst viele Monate oder sogar Jahre nach Beginn der Symptomatik statt.[10] Aus dieser Tatsache heraus rücken Früherkennung und Frühintervention in der Therapie und Diagnostik immer stärker in den Mittelpunkt.

Wenn Eltern bei ihrem Kind ein auffälliges Essverhalten bemerken oder vermuten, dass etwas nicht stimmt, herrscht oft viel Verunsicherung und Ratlosigkeit. Argumente, Ermahnungen oder verschärfte Essensregeln helfen da leider wenig, wie wir noch detaillierter sehen werden. Verschaffen Sie sich deshalb in einem ersten Schritt möglichst Klarheit über Krankheitsbilder und -symptome und suchen Sie sich Rat und Hilfe.

Hinweise auf eine Essstörung

Auch wenn sich die Frage »Ist mein Kind essgestört?« nicht so ohne Weiteres anhand spezifischer Kriterien beantworten lässt, liefert Ihnen die nachfolgende Tabelle Hinweise darauf, ob bei Ihrem Kind die Gefahr einer Essstörung besteht. Zusätzlich dazu finden Sie auf Seite 59 einen Selbsttest, den Sie Ihrem Kind ans Herz legen, aber auch für sich selbst oder für andere Familienmitglieder nutzen können. Beantworten Sie die Fragen am besten spontan und ohne längeres Nachdenken. Bitten Sie Ihr Kind, auch so zu verfahren. Wenn Sie das eigene Essverhalten reflektieren und darüber sogar offen mit Ihrem Kind sprechen können, kann das sehr gewinnbringend und vertrauensbildend sein. Denn es geht dabei keineswegs um potenzielle Schuldfragen, sondern um einen ehrlichen Blick auf die Situation.

10 Wunderer, S. 14.

Hinweise auf eine Essstörung

Veränderungen im Essverhalten

- das Auslassen oder Vermeiden von Mahlzeiten
- Entschuldigungen, Ausflüchte und ausweichende Antworten zum Thema Mahlzeiten und Hunger
- regelmäßiger Rückzug nach gemeinsamen Mahlzeiten
- Nahrungsverweigerung
- das Essen von deutlich geringeren Mengen
- Heißhunger oder Essanfälle
- heimliches Essen
- emotionales Essen, Frustessen oder Ähnliches
- ein ausgeprägter Ekel gegenüber Essensgerüchen oder bestimmten Nahrungsmitteln
- sehr viel oder sehr wenig trinken
- ständiges Kaugummikauen
- Einnahme von Appetitzüglern, Abführmitteln oder entwässernden Medikamenten

Ernährung und Gewicht als sehr präsentes Thema

- eine restriktive Nahrungsmittelauswahl
- Fokus auf Mengen und Kalorien
- verstärkte Einflussnahme auf Einkauf und Zubereitung

- auffällige Rituale rund um die Einnahme von Mahlzeiten
- hohe Ausgaben für Essen (bei Essanfällen)
- ständiges Wiegen, Unzufriedenheit mit dem Gewicht
- häufig geäußerte Sorgen um körperliche Veränderungen

Soziale Auffälligkeiten

- sozialer Rückzug von Familie und Freunden
- Vermeidung von Interaktionen in der Familie
- depressive Stimmung, wenig Freude und Selbstbewusstsein
- vermehrtes Sporttreiben
- Gereiztheit und Stimmungsschwankungen
- aggressive beziehungsweise empfindliche Reaktionen auf das Thema Essen und Körpergewicht

Körperliche Symptome

- deutliche Gewichtsabnahme oder -zunahme
- Erbrechen oder lange Toilettenaufenthalte, besonders nach dem Essen
- Bauchschmerzen, Verstopfung oder Durchfall
- Schlafstörungen und Unruhe
- mit starker Gewichtsabnahme: Kreislaufprobleme, häufiges Frieren, Haarausfall oder brüchige Nägel sowie bei Mädchen das Ausbleiben der Periode

Selbsttest für Betroffene und Angehörige

- Meine Gedanken kreisen im Alltag sehr um Essen, Zubereitung, Einkauf, Mengen und Kalorien.
- Ich habe in den letzten Wochen/Monaten mehrere Kilo ab- oder zugenommen.
- Meine Stimmung hängt von der Zahl auf der Waage ab.
- Ich habe große Angst davor, (zu viel) zuzunehmen.
- Ich fühle mich in meinem Körper unwohl.
- Ich fühle mich zu dick, auch wenn andere das Gegenteil behaupten.
- Ein dünner Körper ist für mich erstrebenswert und mit einem Gefühl von Stolz verbunden.
- Allein zu essen fällt mir deutlich leichter, als in Gesellschaft zu essen.
- Ich schränke mich tagsüber beim Essen ein, um mir am Abend mehr zu erlauben.
- Manchmal habe ich regelrechte Essanfälle, bei denen ich in kurzer Zeit große Mengen esse.
- In Situationen, in denen ich traurig oder angespannt bin, hilft mir das Essen.
- Essen spendet mir Trost.
- Ich leide unter einem oder mehreren der auf Seite 58 genannten körperlichen Symptome.

Umgang mit Symptomen

Es ist gut und richtig, Zweifelsfragen auf den Grund zu gehen und eine eventuell bestehende Problematik möglichst frühzeitig abzuklären.

Wenn die genannten Anzeichen und/oder der Selbsttest auf ein gestörtes Essverhalten hindeuten, dann gehen Sie damit sehr behutsam um. Angst und Panik oder gar Schuldzuweisungen und Vorwürfe können Vertrauen zerstören und dazu führen, dass sich Ihr Kind wieder verschließt und eine Therapie verweigert. Aber auch wenn Ihr Kind das Problem zunächst nicht sehen will oder leugnet, was am Anfang meist der Fall ist, sollten Sie die Symptome ernst nehmen, selbst wenn es sich »nur« um über längere Zeit anhaltende Ängste oder Verstimmungen handelt.

Essstörungen sind ein schleichender Prozess und nicht von heute auf morgen sichtbar, der Beginn lässt sich auch im Nachhinein oft nicht rekonstruieren. Und bis wirklich feststeht, dass Ihr Kind eine Essstörung hat, vergeht oft viel Zeit und das Verhalten wird immer automatisierter. Werden Sie daher möglichst früh aktiv, auch wenn sich (noch) keine Veränderungen im Körpergewicht zeigen! Gewichtsgrenzen und Diagnosekriterien sind bei Kindern durch Entwicklungssprünge und Wachstumsschübe noch individueller und differenzierter zu sehen als bei Erwachsenen.

Wenden Sie sich in einem ersten Schritt an den Haus- oder Kinderarzt und/oder eine auf Essstörungen spezialisierte Beratungsstelle in Ihrem näheren Umfeld oder im Internet, denn auch online gibt es inzwischen viele Anlaufstellen. Auch eine anonyme Beratung kann am Anfang eine zusätzliche Sicherheit vermitteln. Adressen finden Sie auf Seite 206.

Umgang mit Alarmsignalen

- Nehmen Sie sich Zeit und fragen Sie sich, was genau Ihnen Druck und Sorgen bereitet.
- Schreiben Sie auf, welche Veränderungen im Essverhalten Ihres Kindes Sie wahrnehmen. Wie oft, wann und wie häufig bemerken Sie dieses Verhalten?
- Sprechen Sie frühzeitig und möglichst offen über die Verhaltensänderungen und/oder über die körperlichen Veränderungen, die Ihnen aufgefallen sind.
- Gehen Sie die Kriterien für eine Essstörung und/oder den Selbsttest durch, am besten gemeinsam.
- Verschaffen Sie sich Klarheit über die Krankheitsbilder und -symptome. Mehr dazu ab S. 63.
- Vermeiden Sie Panik, Schuldzuweisungen oder Druck, zum Beispiel mit Forderungen wie: »Du musst jetzt aber …«
- Reagieren Sie nicht mit Kontrolle, mit Strafen oder Verboten. Das macht die Lage nur schlimmer. Streitereien um das Essen sind zwar verständlich, aber nicht hilfreich.
- Beziehen Sie das Kind mit ein. Machen Sie gemeinsam einen Termin beim Haus- oder Kinderarzt und lassen Sie die Werte checken.
- Wenden Sie sich an eine Beratungsstelle, auch um für sich selbst und Ihre Rolle als Eltern Rat einzuholen.

- Suchen Sie das Gespräch mit Freunden und Verwandten.
- Signalisieren Sie, dass Sie da sind und helfen wollen, und versuchen Sie, Ihrem Kind Halt zu geben.
- Holen Sie bei schwerwiegenden körperlichen Symptomen sofort ärztlichen Rat ein.

Wenn Sie Zweifel haben, ob die Symptome »schlimm« genug sind, um an eine Essstörung zu denken, liefern Ihnen die Liste auf Seite 57 und der Selbsttest hilfreiche Anhaltspunkte für ein Gespräch mit Ärzten oder Therapeuten und für eine genauere Diagnose.

Suchen Sie sich auf jeden Fall Rat und Hilfe, sprechen Sie auch mit anderen Familienmitgliedern oder engen Freundinnen und Freunden über Ihre Sorgen und Ängste, denn nicht nur die Betroffenen, auch Sie selbst brauchen Verständnis und Rückhalt. Es ist keine Schande, wenn Ihr Kind ein Problem mit dem Essen hat. Sie haben nicht versagt, sondern Ihr Bestes getan. Besonders an diesen Satz sollten Sie sich beim Lesen der nächsten Kapitel immer wieder erinnern.

Energiereichere Mahlzeiten oder die Kinder zum Essen zu zwingen sind leider keine (guten) Lösungen, weil es eben nicht um richtiges versus falsches Essen geht. Betroffene und Angehörige müssen zunächst die Funktion und den Kern dieses sehr ausgeklügelten Systems unserer Psyche verstehen, um eine gemeinsame Lösung zu finden. Es gibt gute Anlaufstellen, die auch den Einbezug der Familie in den Fokus rücken.

Eindeutige Diagnosen

Anders als in der Theorie lassen sich in der Realität viele Störungen nicht so klar voneinander abgrenzen.

In der Internationalen Klassifikation psychischer Störungen (ICD) und im Diagnostischen und Statistischen Manual Psychischer Störungen (DSM) bilden Essstörungen eine eigene Kategorie. Die diagnostischen Kriterien sind unterschiedlich definiert und verändern sich immer wieder, da die Erkenntnisse und Erfahrungen der Medizin einem ständigen Wandel unterliegen. Seit 2022 gelten das ICD 11, das in Deutschland am gängigsten ist, und in den USA das DSM-5. Beide Systeme beschreiben fast die gleichen Gruppen an Störungsbildern und unterscheiden drei wesentliche diagnostische Unterkategorien:

- **Magersucht (Anorexia nervosa)**
- **Bulimie (Bulimia nervosa)**
- **Binge-Eating-Störung**

Für jede dieser Krankheiten gibt es eine Liste an Merkmalen, die für eine Diagnose maßgeblich sind. Neben diesen Formen gibt es zudem noch eine Reihe von Subessstörungen wie Orthorexie, Ruminationsstörungen oder Grazing, auf die im Rahmen dieses Buches aber nicht detaillierter eingegangen werden soll. Zusammenfassend lässt sich sagen, dass die Erscheinungsbilder und Symptome von Essstörungen vielfältig sind und sich bei den verschiedenen Formen sowohl Gemeinsamkeiten und Überschneidungen als auch Abweichungen zeigen. Aber nicht bei allen Patienten und Patientinnen stimmen die Symptome mit dem überein, was als typisch gilt. Der schleichende Verlauf der Krankheit bringt es zudem mit sich, dass sich die Symptome ändern und besonders am Anfang schwer wahrzunehmen und einzuordnen sind. Diese Einschränkung vorausgeschickt, möchte ich Ihnen im Nachfolgenden aufzeigen, wie die Krankheitsbilder einer Essstörung aussehen können.

Als entscheidende Kriterien für die Diagnose fungieren nach wie vor das Körpergewicht und der Body-Mass-Index (BMI). Sie bieten eine gute Einschätzung zu Gefahrenpotenzialen bei Unter- oder Hochgewicht, sind aber als starres Diagnosekriterium aus meiner Sicht hochproblematisch. Dazu später mehr im Kapitel »Warum der BMI Bullshit ist« ab Seite 146.

BMI

Laut der Deutschen Gesellschaft für Ernährung gelten aktuell folgende Parameter:

- BMI von 18,5 bis 24,9 = gesundes **Normalgewicht**.
- BMI unter 18,5 = **Untergewicht**. Bei einem BMI von weniger als 13 besteht Lebensgefahr.
- Werte zwischen 25 und 29,9 gelten als leichtes und Werte über 30 als schweres **Übergewicht**.

Magersucht

Eine gnadenlose Stimme in ihrem Kopf treibt die Betroffenen dazu an, den vermeintlich defizitären Körper immer weiter zu verbessern.

Bei Essstörungen denken viele Menschen zuerst an Magersucht, weil es die bekannteste und zugleich auch gefährlichste Essstörung ist. Die *Anorexia nervosa* entwickelt sich häufig im Verlauf der Pubertät, wenn der Körper beginnt, sich zu verändern. In den letzten Jahren zeigt sich allerdings ein immer früher eintretender Beginn, in Einzelfällen sogar schon im Grundschulalter.

Vordergründig wollen Magersüchtige möglichst schlank sein und an Gewicht verlieren, doch hinter dem Wunsch nach Dünnsein steht als Ursache und Motiv ein enorm niedriger Selbstwert. Dazu kommen wir noch ausführlicher im Kapitel »Bin ich gut genug?« ab Seite 76. Für Magersüchtige scheint das eigene Selbst so mangelhaft, so wenig gut genug und so unaushaltbar, dass nur eine Optimierung helfen kann. Und eine Optimierung bedeutet für sie, so mager zu sein wie nur möglich. Je mehr sie an Gewicht verlieren, desto besser.

Also versuchen die Betroffenen, wenig oder gar nicht zu essen und aufgenommene Kalorien durch Sport und Bewegung sofort wieder abzutrainieren. Das Hungern, die Kompensationsmaßnahmen und damit die Fähigkeit, das eigene Körpergewicht zu kontrollieren und niedrig halten zu können, geben ihnen das Gefühl, das eigene Leben unter Kontrolle zu haben. An Gewicht zuzunehmen, wäre ein Kontrollverlust. Davor schützen sie sich durch feste Strukturen und Rituale, Mahlzeiten und Alltag werden akribisch geplant und vorbereitet. Das Essen beziehungsweise

Nicht-Essen rückt immer stärker in den Mittelpunkt ihres Denkens, Fühlens und Handelns und verschlingt alle Zeit und Energie. Körperliche Signale wie Hunger, Müdigkeit und Erschöpfung nehmen sie mit der Zeit kaum noch wahr. Täglich an Gewicht zu verlieren, wird normal, ebenso wie das Unterdrücken der eigenen Bedürfnisse und aller mit dem Hungern verbundenen Schmerzen und Leiden. Diese Selbstkasteiung ist für sie eine Form der Disziplin, durch die sie sich von anderen abgrenzen, sich stärker fühlen, machtvoller und sichtbarer. Und das umso mehr, wenn andere auf die Gewichtsabnahme und die Veränderungen des eigenen Körpers mit Anerkennung und vermehrter Aufmerksamkeit reagieren.

Trotzdem reicht das nicht, um zufrieden zu sein, denn für die innere Stimme gibt es kein »Gut genug«, sondern immer nur ein »Noch besser«. Betroffene sprechen fast nur noch kritisch mit sich und verlieren die Freude an alltäglichen Dingen. Sie ziehen sich immer mehr in sich selbst zurück und sind für Freunde und Familie kaum noch erreichbar. Soziale Aktivitäten sind zunehmend angstbesetzt, weil sie mit Essen verbunden sein könnten, deshalb die Selbstkontrolle gefährden und den Betroffenen etwas vor Augen führen, das sie tagaus, tagein quält: die Erkenntnis, dass scheinbar alle anderen normal und unbefangen essen können außer sie selbst.

Physische und psychische Folgen

Je länger die Krankheit andauert und je länger sie unbehandelt bleibt, desto mehr wird sie für die Betroffenen zu einem Teil ihrer Identität und desto schwerwiegender und lebensgefährlicher sind die Folgen. Als Reaktion auf die verringerte Nahrungszufuhr schaltet der Körper auf den sogenannten Hungerstoffwechsel um und greift auf vorhandene Reserven zurück, das heißt, er baut sie ab: zunächst die schnell verfügbaren Kohlenhydratspeicher, dann die Fettzellen und schließlich die Proteine, also die Eiweiße aus unseren Muskelzellen, auch die des Herzens. Der Stoffwechsel verlangsamt sich, das Herz schlägt langsamer und der Blutdruck sinkt – mit allen Folgesymptomen, die Sie aus meiner Geschichte und der Liste der körperlichen Symptome bereits kennen.

Durch die Kombination aus Mangelernährung und übermäßigem Sport werden Körper und Gehirn regelrecht ausgezehrt. Denn wenn der Körper hungert, hungert auch das Gehirn. Da nicht mehr ausreichend Proteine hergestellt werden können, die für die Erneuerung und Reparatur unserer Nervenzellen essenziell sind, tritt bei stark magersüchtigen Patienten und Patientinnen eine sogenannte Pseudo-Hirnatrophie auf: Die graue Substanz schrumpft.

Auch das Körpererleben verändert sich durch Veränderungen im Gehirn, genauer gesagt durch eine Störung bei der Verarbeitung der Signale, die für die Wahrnehmung des eigenen Körpers verantwortlich sind. Diese Körperschemastörung, wie sie in der Fachsprache heißt, führt dazu, dass Magersüchtige den eigenen Körper im Spiegel verzerrt sehen. Sie erkennen das eigene Untergewicht nicht, sondern erleben sich als unförmig und fett. Besonders Bauch, Gesicht und Beine erscheinen dicker, als sie tatsächlich sind. Wenn sich die Betroffenen also allen realistischen Einschätzungen und Versicherungen zum Trotz zu dick finden, dann ist das mehr als eine bloße Fehleinschätzung oder Marotte, es ist für sie völlig real. Siehe dazu auch das Kapitel »Bin ich zu dick?« ab Seite 88.

Natürlich hat das Hungern auch psychische Folgen. Magersüchtige wirken oft wie in einem Nebel gefangen. Über ihren Emotionen liegt eine Art Schleier, die Aufmerksamkeitsspanne ist kurz und längere Gespräche sind kaum führbar. Die anfängliche Euphorie, die sie durch die Gewichtsabnahme und das Gefühl von Kontrolle erleben, geht mit zunehmendem Gewichtsverlust in Gleichgültigkeit und Apathie über. Stimmungsschwankungen und Reizbarkeit machen sich bemerkbar, ebenso wie Angst und Depressionen, die auch bei anderen Formen der Essstörungen als Begleiterkrankungen auftreten können. Die Suizidalität steigt.

Die Magersucht ist deshalb auf vielen Ebenen eine gefährliche Erkrankung. Das Risiko eines tödlichen Ausgangs ist im

Vergleich zu anderen psychischen Krankheiten bis zu einem Zehnfachen erhöht, etwa 20 Prozent der Betroffenen sterben. Umso wichtiger ist, dass wir auf gesellschaftlicher und fachlicher Ebene endlich wegkommen von den Stigmata und so früh wie möglich einschreiten – behutsam und möglichst ganzheitlich. Zumal eine der guten Nachrichten ist, dass die körperlichen Schäden nicht unbedingt irreversibel sind. Mit fortschreitender Heilung, ausreichend Ruhe und mehr Lebensgewicht kann sich der Körper wieder regenerieren.

Körperliche Folgen der Magersucht

- starker Gewichtsverlust
- niedriger Blutdruck, Schwindel, Ohnmachtsanfälle
- Muskelkrämpfe
- ständiges Frieren
- Haarausfall
- gestörter Hormonhaushalt: Ausbleiben der Periode oder bei Jungs/Männern Potenz- und Libidoverlust
- Blasenschwäche
- Bildung eines Körperflaums (Lanugobehaarung)
- Entzündungen und Rückbildung des Zahnfleischs
- Stress, Reizbarkeit, Stimmungsschwankungen und Konzentrationsstörungen
- Ängste und Depressionen

Bulimie

Das Essen erlöst die Betroffenen für kurze Zeit von ihrem Schmerz.

Bei der Bulimie oder auch Ess-Brech-Sucht erleben die Betroffenen ein Wechselbad aus Sucht nach Nahrung und der Angst vor einer Gewichtszunahme. Sie essen in kurzer Zeit große Mengen an Lebensmitteln, manchmal mehr als den Kalorienbedarf eines ganzen Tages, und erbrechen sie anschließend wieder, um ihr Gewicht zu regulieren. Essen und Erbrechen helfen dabei, innere Spannung abzubauen. Die Essattacken werden nicht durch ein Hungergefühl verursacht, sondern durch einen inneren Drang, essen zu *müssen*. Betroffene erleben einen regelrechten »Suchtdruck«. Obwohl sie rein rational um die negativen Auswirkungen wissen, trägt die Essstörung immer wieder den Sieg davon. Mit den Essattacken lassen sich Zeit und Raum und alle Gedanken verdrängen, so als wären die Betroffenen vorübergehend losgelöst von der Realität. In diesem Moment gibt es nur das Essen und sie selbst. Erst nach dem Erbrechen trifft sie die Realität mit voller Wucht und sie quälen sich mit Gefühlen von Scham und Schuld, etwas Falsches getan zu haben. Also tun sie alles, um ihr Problem zu verheimlichen.

Nicht selten werden Essanfälle im Voraus geplant und finden nur dann statt, wenn die Betroffenen allein und unbeobachtet sind. Sie wechseln immer wieder die Supermärkte, um den Blicken oder Fragen von anderen auszuweichen, und sie geraten oft in finanzielle Schwierigkeiten. Denn für Essanfälle wird oft so viel eingekauft wie für einen kleinen Wocheneinkauf. Diese Menge vielleicht sogar mehrmals am Tag brauchen zu müssen, kostet viel Geld und führt dazu, dass viele Betroffene Geldsorgen haben oder sogar Schulden.

Bulimiesymptome

- regelmäßige heimliche Essanfälle
- heimliches Erbrechen unmittelbar nach Mahlzeiten
- Vermeiden von Essen in der Öffentlichkeit
- unregelmäßiges Essen, Diätphasen oder Fastentage
- Verwendung von Appetitzüglern, Abführmitteln oder Entwässerungstabletten
- extrem viel Sport
- Horten von Nahrungsmitteln
- ein »mumpsartiges« Aussehen (»Blasengel-Gesicht«) durch vergrößerte Speicheldrüsen
- Schmelzdefekte an den Zähnen durch die Magensäure

Bei den Essanfällen steht nicht im Vordergrund, was gegessen wird und ob und wie die Nahrung schmeckt. Sie wird »verschlungen« und kaum gekaut, damit sie leichter wieder herausgewürgt werden kann. Außerhalb der Essanfälle ist die Nahrungsauswahl meist restriktiv. Die Betroffenen meiden hochkalorische Lebensmittel, essen unregelmäßig, halten Diät oder fasten und neigen zu einem Missbrauch von Medikamenten wie Abführmitteln oder Appetitzüglern. Die Kontrollversuche und das Hungern begünstigen wiederum die Essanfälle. Ein leidvoller Teufelskreis!

Das Gewicht ist jedoch nicht unbedingt auffällig. Auch wenn die Betroffenen sich meist zu dick finden, sind sie in der Regel normalgewichtig. Das macht die Bulimie zur am wenigsten sichtbaren Form der Essstörung.

Binge Eating

Es ist wichtig, auch das Binge Eating als schwerwiegende Essstörung zu sehen und so zu behandeln.

Die Binge-Eating-Störung ist im Vergleich zu Magersucht und Bulimie vielleicht die am wenigsten bekannte Essstörung. Sie ist aber am weitesten verbreitet, insbesondere unter Mädchen und jungen Frauen, aber zunehmend auch unter männlichen Patienten. Auch beim Binge Eating erleben die Betroffenen wiederkehrende Essanfälle und essen in kurzer Zeit große Mengen an Nahrungsmitteln. Das geschieht wie in einem Rausch, sie können nicht mehr steuern, was und wie viel sie essen, und wissen oft nicht einmal mehr, was sie eigentlich gegessen haben. Sie erleben einen Kontrollverlust und verspüren kein Sättigungsgefühl. Erst im Nachhinein bemerken sie das Völlegefühl und die Magenschmerzen durch das schnelle Essen. Anders als bei der Bulimie ergreifen sie jedoch keine kompensierenden Maßnahmen wie Erbrechen oder die Einnahme von Abführmitteln oder Entwässerungstabletten.

Auch beim Binge Eating lassen sich Veränderungen im Gehirn feststellen: Der für die Selbstkontrolle zuständige präfrontale Kortex ist »bei Menschen mit einer Binge-Eating-Störung weniger aktiv als bei anderen Menschen, wenn sie Essen sehen«, schildert die Psychologin Anja Hilbert, die sich am Uniklinikum Leipzig mit der Erforschung von Essstörungen befasst, in einem Interview mit der ZEIT.[11] »Betroffene haben außerdem eine erhöhte

11 Anna Carthaus im Interview mit Anja Hilbert in *ZEIT Online* vom 30.7.2023.

Belohnungssensitivität, sie bevorzugen schnelle Belohnungen vor längerfristigen Belohnungen. Ein weiterer wichtiger Faktor ist das Memory-Updating: Menschen mit einer Binge-Eating-Störung haben oft Schwierigkeiten, sich daran zu erinnern, was sie schon gegessen haben.«[12]

Die Betroffenen quälen sich zudem mit dem Gefühl, nicht »krank genug« zu sein, sondern lediglich nicht diszipliniert genug. Sie bemühen sich immer wieder darum, ihr Problem »in den Griff zu kriegen«, und schwanken zwischen Essanfällen und Phasen der Selbstbeherrschung und »Abstinenz«. Dieser innere Kampf ist enorm kräftezehrend, die Schwankungen beim Stoffwechsel, Körpergewicht und der körperlichen Verfassung und Leistungsfähigkeit sind es ebenfalls. Nach jedem Essanfall stellen sich Scham und Ekel ein, der ohnehin schon niedrige Selbstwert wird zusätzlich demoliert und mündet oft in einem Hass auf den eigenen Körper. Durch Essen werden diese Gefühle kurzfristig gedämpft und dann wieder umso mehr verstärkt. Die Betroffenen werten sich selbst ab und fürchten sich vor einer Abwertung durch die Außenwelt – was ja leider oft genug der Realität entspricht. Selbst von Ärzten und Therapeuten fühlen sie sich oft nicht ernst genug genommen, weil ihre Körperfülle weniger Anlass zur Sorge zu bieten scheint als ein ausgehungerter Körper. Sie glauben, »weniger krank« zu sein als andere Menschen mit (anderen) Essstörungen und deshalb nicht auf dasselbe Verständnis und Mitgefühl für ihre Krankheit hoffen zu dürfen.

12 Ebenda.

In aller Heimlichkeit

Essstörungen sind wie perfekt getarnte dunkle Schatten, die sich langsam und schleichend um die Person legen.

Wie schon gesagt: Vom Erkrankungsbeginn bis zur Diagnose vergeht oft viel Zeit. Die Probleme fristen lange ein Schattendasein und bleiben unsichtbar. Auch die Betroffenen selbst merken oft erst spät, dass wirklich ein Problem vorliegt, und möchten nicht, dass die Menschen in ihrem näheren Umfeld das ebenfalls bemerken. Denn eine Essstörung hat nicht nur eine gewinnbringende Funktion, mit der ein Gefühl der Befriedigung einhergeht, sie ist auch begleitet von Schuld und Scham. Besonders bei Bulimie und Binge Eating sind die Schamgefühle groß, weil das Verschlingen großer Mengen an Nahrung und das Erbrechen deutlich negativer gesehen werden als eine Gewichtsabnahme oder Diät. Essen und Übergeben geschehen deshalb in aller Heimlichkeit.

Allein zu essen ist sehr viel angenehmer, weil die Betroffenen nicht fürchten müssen, beobachtet und bewertet zu werden. Insofern spielt auch das Essen zu bestimmten Tageszeiten eine große Rolle. Der Abend wird oft regelrecht zelebriert, weil es in der abendlichen Dunkelheit, Ruhe und Einsamkeit viel leichter und angenehmer ist zu essen. Bei Bulimie und Binge Eating werden die Essanfälle lange im Voraus geplant und sind ein Höhepunkt des Tages, auf den sich die Betroffenen stundenlang freuen. In ihrer Komfortzone und jenseits fremder Blicke können sie sich endlich erlauben, die größte Mahlzeit zu essen, für die sie den ganzen Tag Essen »aufgespart« haben. Dahinter steht das Gefühl, erst dann essen zu dürfen, wenn man davor etwas geleistet hat. Das Essen wird so zu etwas Besonderem und die Verknüpfung zwischen der gewinnbringenden Betäubung und den kurzen Momenten der Ruhe verstärkt sich. Die Betroffenen schaffen sich dadurch eine Ersatzwirklichkeit, die sie vor der realen Welt verheimlichen, auch um die Gefahr zu vermeiden, dass ihnen diese Fluchtmöglichkeiten genommen werden. Sie brauchen ihre Regeln und Routinen und haben Angst vor Störfaktoren. Die Heimlichkeit wird fester Bestandteil der Krankheit und führt dazu, dass eine Essstörung immer mehr Macht gewinnt.

Die Essstörungssymptome zu verschweigen, Probleme nicht anzusprechen und alles mit sich allein ausmachen zu wollen, trägt zur Aufrechterhaltung der Krankheit bei. Im Krankheitsverlauf werden die Betroffenen immer besser darin, die Krankheit zu verheimlichen und Ausreden zu erfinden. Die Einsicht und das Eingeständnis sich selbst gegenüber fällt schwer und erst recht das Eingeständnis anderen gegenüber.

Darum ist es gut, wenn Sie sich möglichst früh Klarheit über die Krankheit verschaffen und von Anfang an offen mit Ihrem Kind darüber sprechen. Wenn sich Ihr Kind Ihnen gegenüber öffnet und eingesteht, dass er/sie das Problem auch erkannt hat, ist das ein toller und wichtiger Schritt. Ein transparenter Umgang mit der Essstörung ist das einzige »Gegenmittel« gegen die Verheimlichungsgefahr.

3

Der stille Schrei der Seele: Die Krankheit verstehen

Alle Regeln und Rituale, die zu der Erkrankung gehören, haben die Funktion eines Ventils und können die innere Anspannung auf ein erträgliches Niveau herabsenken. Die Wirklichkeit mit all dem Druck und den schier unerreichbaren Herausforderungen verblasst und wird ausgeblendet. Die Betroffenen erleben dadurch zugleich eine Erlösung aus dem Gefühl der Ohnmacht und Hilflosigkeit.

Bin ich gut genug?

Wir wollen gut sein,
geliebt und akzeptiert werden.

Wer bin ich? Wie möchte ich sein? Wie werde ich gesehen? Wer möchte ich werden? All das sind Fragen, die sich im Prozess des Heranwachsens und der Selbstfindung stellen und die Entwicklung von Identität und Selbstwert beeinflussen. Wenn wir selbst nicht wissen, wer wir sind oder wie wir sein sollen, kann ein Raum voller Menschen, die anscheinend wissen, was sie sagen und in ihrem Leben machen wollen, viel Angst machen. Wenn scheinbar alle um uns herum entschlossener wirken, erfolgreicher und selbstbewusster, kann das enorm einschüchternd und verunsichernd sein. Dann brauchen wir ein gesundes Selbstwertgefühl, um uns nicht grundsätzlich infrage zu stellen.

»Der Selbstwert ist das Kraftwerk der Seele«, heißt es bei Stefanie Stahl. »Er bestimmt unser Lebensgefühl, unsere Beziehungen und unseren Lebenserfolg.«[13] Lebensgefühl, Beziehungen und Erfolg tragen zu unserem Selbstwert bei und hängen gleichzeitig von ihm ab. Doch wie definieren sich Erfolge und gute Beziehungen? Was sind dabei die Orientierungspunkte?

Da wir in einer Leistungsgesellschaft leben, ist Leistung eine der verlässlichen Größen. Sie verlangt, dass wir das Beste aus uns machen, nicht unter unseren Möglichkeiten bleiben, zu den Guten gehören, den Gutverdienern, den Verdienstvollen. Den Grundstein dafür legen wir bereits in der Vorschule und Schule, indem wir mit

13 Stefanie Stahl: *Warum ist ein starkes Selbstwertgefühl so wichtig?* Seminare zum Thema Selbstwert. https://www.stefaniestahl.de/seminare-zum-thema-selbstwert/

guten Zensuren glänzen, einen fabelhaften Abschluss hinlegen und die richtigen Weichen stellen. Eltern bemühen sich darum, für ihre Kinder die besten Voraussetzungen zu schaffen: von der Wahl eines guten Kindergartens, einer guten Schule, des richtigen Gymnasiums bis hin zu einer vielversprechenden Berufs- oder Studienwahl.

Auch gutes Aussehen, Schlank- und Schönsein sind Teil des Erfolgskonzepts. Niemand möchte als unattraktiv gelten, als Versager/in oder Loser. Und selbst Mittelmäßigkeit zu akzeptieren, fällt schwer. »Der Vergleich ist der Dieb der Freude«, lautet ein Zitat von Theodore Roosevelt. Wohl wahr, aber das Vergleichen und der Wettbewerb liegen nun mal in der menschlichen Natur. Ob bewusst oder unbewusst: Wir sind im Grunde ständig damit beschäftigt, uns und andere zu vergleichen und zu bewerten. Anhand eines inneren Werte- oder »Bewertungskatalogs« schätzen wir ab, ob jemand mittelmäßig erscheint, erfolgreich, gut aussehend, wohlhabend etc. Und wir prüfen, wo wir selbst in diesem Ranking stehen.

Unser »Katalog« speist sich aus gesellschaftlichen Konventionen und eigenen Erfahrungen, er wird geprägt durch unser soziales Umfeld, unsere Erziehung, durch Religion und ethnische Zugehörigkeit, durch Rollenbilder und Geschlechterstereotypen und so weiter. Mit den Bewertungen ordnen wir die Welt um uns herum. Wir ordnen uns selbst und andere ein, wir setzen Grenzen und definieren Zugehörigkeiten.

Da wir soziale Wesen sind, brauchen wir diese Zugehörigkeit und müssen uns im Laufe unseres Lebens in unterschiedliche Beziehungsgeflechte und Kontexte einordnen. Am Anfang steht die Familie als erste wichtige Beziehung in unser aller Leben und als erstes System, dem wir uns zugehörig fühlen wollen. Die Zuwendung und Fürsorge der allernächsten Bezugspersonen geben uns Sicherheit und Vertrauen, für Babys ist sie sogar überlebenswichtig. Deshalb sind wir als Kinder von Natur aus bestrebt, den Anforderungen unserer Eltern gerecht zu werden. Die familiären Bindungen sind für uns eine Verankerung in dieser Welt und bilden den Grundstein für unser Selbstverständnis und unseren

Angst und Scham

Essstörungen sind von Scham und Ängsten begleitet, die immer wieder um ähnliche Fragen kreisen:

Die Angst, von anderen nicht akzeptiert zu werden:

Wie sollen mich andere mögen, wenn ich das selbst nicht kann?

Mädchen und Jungen mit einer Essstörung tragen einen inneren verletzten Anteil in sich und sind überzeugt von der eigenen Mangelhaftigkeit. Da sie sich selbst nur schwer annehmen können, fällt es ihnen schwer zu glauben, dass andere sie so annehmen könnten, wie sie sind.

Die Angst, für andere eine Angriffsfläche zu sein:

Was, wenn ich wieder verletzt werde?

Wenn Kinder und Jugendliche immer wieder enttäuschende und schmerzhafte Erfahrungen machen oder ihre emotionalen oder körperlichen Grenzen überschritten werden, kann es eine Schutzstrategie sein, den Körper zu verstecken. Wenn im Hintergrund Traumata und Missbrauch eine Rolle spielen, geht es oft auch darum, für potenzielle Partner möglichst unattraktiv zu sein. Bei Mädchen und Frauen heißt das, weibliche Kurven und feminine Züge unsichtbar werden zu lassen (siehe Seite 94).

Die Angst vor der Ungewissheit:

Wer bin ich noch ohne die Essstörung?

Wenn Betroffene an einer Essstörung leiden, können sie sich oft gar nicht mehr vorstellen, wer sie ohne die Krankheit sind. Die Essstörung schafft Identität und ein Gefühl, irgendwo dazuzugehören, sie wird Teil des Selbstverständnisses und Selbstbildes. Das zu verlieren, fühlt sich an wie ein Identitätsverlust und triggert eine Urangst. Es fällt schwer, sich vorzustellen, wie ein Leben ohne den Krankheitsgewinn einer Essstörung aussehen würde, ohne den Trost, die Sicherheit und die Kontrolle. Und ohne die permanente Beschäftigung mit dem Essen, ohne die Zwänge und Rituale, die bisher so viel Zeit und Energie beansprucht haben, tut sich eine beängstigende Leere auf. Diese Leere ohne destruktive Verhaltensweisen zu füllen, muss im Heilungsprozess erlernt werden. Wenn die Essstörung bereits lange besteht, gehört dazu auch ein Abschiednehmen, in der all das betrauert und vermisst wird.

Selbstwert. Wenn diese Bindungen instabil sind oder sogar fehlen, entsteht daraus ein leidvolles Ungleichgewicht, das lebenslange Folgen haben kann.

Je größer die Kinder werden, desto mehr tritt die Familie in den Hintergrund und desto wichtiger werden die Beziehungen zu Gleichaltrigen. Ob Klasse, Mannschaft, Kiez oder Clique: Jede Gruppierung hat ihre eigenen Codes und Regeln, die für Erwachsene nicht immer erkennbar und nachvollziehbar sind. Kinder müssen sich ihren Platz erst erkämpfen und manchmal schwer um die Zugehörigkeit, um Akzeptanz und Anerkennung ringen. Durch den Einfluss der virtuellen Glamourwelten hängt die Latte umso höher. Heranwachsende müssen sich nicht nur auf dem Schulhof behaupten, sondern auch in einer Parallelwelt: mit der perfekten Selbstinszenierung, coolen Selfies und möglichst vielen Likes oder Followern. Als Vorbilder und Ideale gelten nicht nur Schauspieler oder Musiker, sondern auch allerlei »Jungs oder Mädchen von nebenan«, die es auf YouTube, Instagram oder Tik-

Tok in die Liga der Stars geschafft haben. Sie rücken Schönheit, Erfolg und Perfektion in viel greifbarere Nähe. Sie machen tagaus, tagein vor, was es heißt, schön, cool und erfolgreich zu sein, jede Menge Kohle zu verdienen und sich deshalb noch mehr coole Lifestyle-Attribute leisten zu können. Wenn sie an den schönsten Stränden dieser Welt im Sonnenuntergang Rad schlagen, auch bei peinlichen Pannen und im zu engen Bikini blendend aussehen oder einfach nur muskelbepackt im Fahrstuhl stehen, sieht alles so leicht aus, so machbar. Als müsse man sich nur ein bisschen anstrengen, das eigene Selbst verbessern und optimieren, und schon stehen alle Türen zu einem traumhaften Leben offen.

In der Phase der Selbstfindung sehen sich Kinder und Jugendliche also jeder Menge Anforderungen und Erwartungen gegenüber: von Schule, Eltern, Gleichaltrigen und sozialen Medien. Das erzeugt Druck und wirft die Frage nach der eigenen Bewertung und dem eigenen Status auf: Bin ich gut genug? Wo stehe ich? Wie schneide ich ab? Gehöre ich dazu? Werde ich akzeptiert und anerkannt? Wird mir Liebe und Wertschätzung entgegengebracht? Könnte das eigene Urteil oder das der anderen womöglich auch lauten: »nicht gut genug«? Und was dann? Was, wenn die Erwartungen in Schule und Elternhaus zu groß sind, Ziele und Ideale zu unerreichbar scheinen und das reale Ich dem Wunsch- oder Soll-Ich nicht entspricht? Wie soll man Schwächen und vermeintliche Makel an sich selbst akzeptieren, wenn so viel Glanz und Perfektion normal scheinen? Und wenn die Botschaft der Stars und Influencerinnen suggeriert: »Jeder kann es schaffen.«

Sich davon abzugrenzen, verlangt ein gesundes und stabiles Selbstbewusstsein, das sich bei Heranwachsenden gerade erst entwickelt. Oft sind die Unsicherheiten, Zweifel und Ängste jedoch machtvoll. Und das erst recht, wenn die Umwelt mit Kritik, Abwertung, Ausgrenzung oder sogar Mobbing reagiert. Dann kann der Leidensdruck hoch sein und die Realität so unaushaltbar scheinen, dass man sich nach Trost sehnt, nach Kontrolle, Sicherheit und Leichtigkeit …

Flucht in Parallelwelten

Die Essstörung wirkt wie ein Schutzpanzer, um Stress, Einsamkeit, Wut oder Angst abzumildern und quälende Gedanken und Zweifel zum Verstummen zu bringen.

Auch als Erwachsene stehen wir unter Leistungs- und Erwartungsdruck, müssen mit Stress und mit Erlebnissen und Erfahrungen fertigwerden, die uns an unsere Grenzen bringen oder überfordern. Im besten Fall haben wir gesunde Methoden der Stressbewältigung und Emotionsregulation erlernt und können darauf zurückgreifen. Aber wer könnte wohl von sich behaupten, angesichts der Herausforderungen des täglichen Lebens noch nie nach einem Ventil gesucht zu haben? Wir nehmen eine Schlaftablette, um endlich mal wieder durchschlafen zu können, wir gönnen uns eine Zigarette, ein Glas Bier oder Wein zur Entspannung, trösten uns mit Schokolade oder lenken uns ab: Wir stürzen uns in Arbeit oder ins Vergnügen, surfen durchs Internet, schauen Serien oder treiben vielleicht exzessiv Sport. Besonders abends, wenn wir zu Hause sind und der Tag mit all seinen Herausforderungen geschafft ist, kann unser Nervensystem endlich herunterfahren und braucht zum Herunterfahren vielleicht etwas »Futter«. Und nicht selten besteht dieses Futter tatsächlich aus Nahrungsmitteln.

Dass ausgerechnet Essen so tröstlich ist, liegt auch daran, dass es oft an schöne Erinnerungen geknüpft ist: das Essen bei Oma, das Lieblingsessen in der Schule, die Würstchen am Spieß im Ferienlager und so weiter. Auch als Erwachsene verbinden wir bestimmte Esserlebnisse mit Glücksgefühlen: die leckere Pasta im letzten Italienurlaub, die Torte zur Hochzeit oder die Gans beim letzten Weihnachtsessen mit der Familie. Essen ist emotionsbesetzt. Für die Betroffenen ist es dennoch nur Mittel zum Zweck. Es ist nicht die Nahrung selbst, auf die es ankommt, es geht nie darum, etwas besonders Gutes zu essen, sondern darum, entweder sehr viel oder sehr wenig zu essen und damit ein inneres Loch zu stopfen und Emotionen zu regulieren.

Alle Regeln und Rituale haben die Funktion eines Ventils und können die innere Anspannung auf ein erträgliches Niveau herabsenken. Die Wirklichkeit mit all dem Druck und den schier unerreichbaren Herausforderungen verblasst und wird ausgeblendet. Stress, Einsamkeit, Wut oder Angst werden besänftigt und quälende Gedanken und Zweifel zum Verstummen gebracht. Die Betroffenen erleben dadurch zugleich eine Erlösung aus dem Gefühl der Ohnmacht und Hilflosigkeit. Sie können sich durch die Essstörung selbst helfen, auch wenn sie sehr gut wissen oder zumindest ahnen, dass es keine wirklich gute und gesunde Hilfe ist.

Sie leiden einerseits unter den Zwängen, den Gefühlen der Schuld und Scham und fühlen sich von einer inneren Stimme tyrannisiert, die sie dazu antreibt, zu essen oder zu hungern. Aber diese innere Feindin ist eben gleichzeitig auch eine gute Freundin. Eine Freundin, die immer vertrauter wird, je länger die Essstörung andauert. Eine Freundin, die in eine Parallelwelt gehört und dort immer wieder eine Zuflucht bietet. Die ihnen erlaubt, für einen Moment in diese Welt abzutauchen, in der alle Gesetzmäßigkeiten der Realität außer Kraft gesetzt sind. Die ihnen Entspannung und Erleichterung verschafft und ein beflügelndes Hochgefühl. Darin liegen der Gewinn dieser Krankheit und der entscheidende Suchtfaktor. Denn genau das wollen die Betroffenen immer wieder erzeugen.

Zu den guten Gefühlen, die die Krankheit erzeugt, gesellen sich jedoch früher oder später auch Scham- und Schuldgefühle. Die Betroffenen spüren immer deutlicher, dass sie die eigentlichen Probleme durch ihr Verhalten nicht lösen, sondern höchstens verdrängen können. Doch diese Sorgengedanken lassen sich durch das Essen oder Hungern wieder in den Hintergrund drängen. Ein fataler Teufelskreis, aus dem sie ohne Hilfe nicht mehr herauskommen! Sie stecken im Klammergriff der Essstörung fest.

Im Klammergriff der Sucht

Auch die Gedanken von gesunden Menschen können in eine zwanghafte Richtung gehen, der entscheidende Unterschied liegt jedoch darin, dass sie in der Lage sind, zu diesen Gedanken Distanz zu gewinnen. Im Falle einer Essstörung gelingt diese Distanznahme eben nicht mehr. Aus dem Bedürfnis, der Realität zu entfliehen, wird zunehmend eine Notwendigkeit. Je öfter die Rituale und Handlungen wiederholt werden, die zum Erkrankungsbild gehören, desto automatisierter wird das Muster und erzeugt entsprechende Verknüpfungen im Gehirn.

Durch eine Ausschüttung von Dopamin erleben die Betroffenen besonders in vulnerablen Momenten wie dem morgendlichen Wiegen, beim Hungern oder bei einem Essanfall berauschende Glücksgefühle. Und wie bei allen anderen Süchten auch brauchen sie diesen Rausch und ihr »Suchtmittel« mit der Zeit immer häufiger und in immer höheren Dosen. Sie stehen unter permanentem Stress. Die Suchtmuster und Zwänge nehmen immer mehr Raum ein und besetzen den gesamten Alltag, wirken sich auf Schule oder Arbeit aus, auf das Familienleben und die sozialen Beziehungen. Sie sind durch Erkenntnis, guten Willen oder Disziplin nicht mehr zu durchbrechen. Auf die zwanghaften Gedanken *muss* immer die entsprechende Handlung folgen. Das heißt: Ihr Sohn oder Ihre Tochter *kann* mit dem schädigenden Muster nicht einfach wieder aufhören. Es ist wichtig, dass Sie das als Eltern verstehen und akzeptieren.

Es macht keinen Spaß, zu hungern oder sich so voll zu essen, bis der Magen fast kollabiert. Das ständige Kreisen der Gedanken, die präzise Planung des Alltags, das Meistern von Zwängen und Routinen – all das kostet eine immense Energie. Essstörungen sind wie Hochleistungssport. Es bleibt kaum Raum für sich selbst, für Freunde, Familie oder Partner. Körper und Psyche leiden. Menschen in ihrem Umfeld fragen sich deshalb oft, warum sich die Betroffenen das freiwillig und über Jahre hinweg antun, warum sie sich selbst schädigen und nicht bereit sind, damit aufzuhören. Für Eltern und Angehörige ist das eine Frage, die mit quälenden Sorgen und Ängsten verbunden ist. Aber auch Kinder und Jugendliche haben sich meist schon mit dem Thema Essstörungen auseinandergesetzt und kennen die Risiken und Gefahren. Sie schaffen es trotzdem nicht, mit den schädigenden Mustern aufzuhören, und quälen sich mit der Frage, warum sie nicht wie alle anderen normal und angstfrei essen können. Diese Diskrepanz zwischen sich selbst und den anderen bestärkt sie in dem Gefühl, dass mit ihnen etwas nicht stimmt. Sie sehen sich umso mehr in einer Außenseiterposition und haben noch mehr Angst, nicht richtig und nicht gut genug zu sein und selbst innerhalb der Familie nicht zu funktionieren und nicht richtig dazuzugehören.

Die Essstörung fungiert dann als Lösung für unerfüllte Bedürfnisse. Die Emotionsregulation findet über das Essen statt, hinter dem eigentlich etwas anderes steht: die Sehnsucht nach einer Umarmung, nach ein paar tröstenden Worten, nach Zugehörigkeit und Geborgenheit. Die innere Leere wird »gestopft«, Scham, Ängste und unterdrückte Wut werden durch das Essen gelindert. Sie werden weniger quälend. Und gleichzeitig ist das Hungern oder das Schlingen großer Mengen an Essen eine Botschaft nach außen, ein »Ich brauche Hilfe«.

Betroffene schildern oft, dass sie das Gefühl haben, immer tiefer in die Essstörung einzutauchen, so als würden sie im Schlamm feststecken und nicht mehr aus eigener Hilfe herauskommen. Jedes Rudern, jeder Versuch der Befreiung birgt die Gefahr in sich, vollends zu versinken.

Zwangs- und Suchtmuster

Zwangsgedanken:

Zwangsgedanken sind wiederkehrende und sich aufdrängende Gedankenketten, die im Körper eine negative Anspannung verursachen. Sie waren aber nicht »schon immer da«, sondern entwickeln sich im Laufe der Krankheit.

Zwangshandlungen:

Zwangsgedanken rufen ähnlich wie Ängste ein Unwohlsein hervor und gleichzeitig den Wunsch, diesen Zustand so schnell wie möglich wieder zu beenden. Das geschieht durch Zwangshandlungen, also bestimmte Verhaltensweisen, die den Gedanken entmachten und das Unwohlsein zumindest lindern. Im Zusammenhang mit Essstörungen konzentrieren sich die Zwangsgedanken auf das Essen. Daraus hervorgehende Zwangshandlungen sind zum Beispiel das ständige Wiegen, das Body Checking (siehe Seite 92), das wiederholte Zählen von Kalorien oder ein Übermaß an Sport und Bewegung.

Zwangsstörungen:

Patienten mit einer Zwangsstörung erleben das eigene Verhalten als »dyston«, also nicht zugehörig zu sich selbst. In der Essstörung, besonders in der Magersucht, werden die Zwangsgedanken hingegen als »synton« erlebt, das heißt als zugehörig. Die Betroffenen sind überzeugt davon, dass die Gedanken wahr sind, dass ihr Körper »fett« ist, sie Kontrolle brauchen und so weiter.

Sucht:

Bei Bulimie ist die Essstörung auch stoffgebunden, weil es durch bestimmte Lebensmittel auch zu Essanfällen oder zum Erbrechen kommen kann. Besonders bei der Magersucht liefern das Hungern und die krassen Sportroutinen durch die Dopaminausschütttung ein Hochgefühl, das einem Suchtrausch ähnelt. Anders als bei klassischen Süchten kommt es bei einer Essstörung aber nicht wirklich zu Entzugssymptomen, wenn das Suchtmittel wegfällt.

»Ich weiß nicht, wer ich ohne diese Essstörung sein soll.«

Madeleine kam mit einem starken Wunsch nach Heilung zu mir. Sie wusste mittlerweile aus der Therapie, wodurch sich ihre Essstörung entwickelt hatte, welche Rolle ihre Familie spielte und welche Belohnungsfunktion das Essen für sie hatte. Doch trotz dieser Erkenntnisse kam sie nicht in die Umsetzung, um ihr Verhalten nachhaltig zu verändern. Dies frustrierte sie immens, zumal ihr sehr klar war, wie viel die Essstörung ihr genommen hatte: im Privaten, im Beruf und im Freundeskreis. Die Zwänge hatten über ihr Leben bestimmt und nicht sie selbst. Aber besonders bei dem Gedanken, die Essstörung ganz loszulassen, zeigte sich in ihrem Inneren ein Widerstand. Auch im Verhalten saß plötzlich mehr das trotzige kleine Kind vor mir, das traurig war und gleichzeitig gefangen in seinen Gefühlen, weit entfernt davon, etwas anzunehmen.

Madeleine wünschte sich mehr Verbindung zu ihrem Körper, doch gleichzeitig spürte sie auch die Anspannung und die nicht gelebten Gefühle, die die Zwänge so lange Zeit betäubt hatten. Sich selbst zu spüren hieß, in kleinen Schritten Angst und Anspannung auszuhalten. Gedanken da sein zu lassen, ohne daraus eine Handlungsrelevanz abzuleiten. Je mehr sie Gefühle wieder als »nicht bedrohlich« erleben konnte, desto mehr konnte sie sich auch wieder als Person spüren.

Sport- und Bewegungsdrang

Wenn Essstörungen also Hochleistungssport sind und der Körper unter der Mangelernährung leidet und schwächer wird, wie kommt es dann, dass Betroffene von Magersucht, Bulimie und Orthorexie trotzdem noch so viel Energie für Sport und Bewegung haben? Das lässt sich durch das steinzeitliche Notfallprogramm erklären, das unser Körper in Krisensituationen fährt, und Nahrungsbeschränkungen oder Nahrungsentzug sind für ihn eine solche Krise. Er schüttet dann aber nicht nur Stresshormone aus, sondern auch Opiate. Die Opiate sorgen, wie bei anderen Formen von Sucht auch, für Gefühle des Berauschtseins und der Euphorie. Für unsere Vorfahren, die Jäger und Sammler, war dieses Programm überlebenswichtig. Denn sie mussten lange Zeit ohne Nahrung auskommen. Durch die Opiatproduktion waren sie weniger schnell erschöpft und konnten bei der Nahrungsbeschaffung viel länger durchhalten.

Deshalb haben also auch stark magersüchtige Menschen noch die Kraft für Sport. Die Bewegung hilft wiederum dabei, Stress abzubauen, und erzeugt durch eine Dopaminausschüttung neue Glücksgefühle. Beim Joggen spricht man vom »Runner's High«. Das Laufen fällt plötzlich ganz leicht, als würde man über die Straße schweben. So ähnlich funktioniert das für die Betroffenen von einer Essstörung: Sie laufen und laufen … Der Körper ist dauerhaft im Notfallmodus. Überhaupt noch zu wissen und zu spüren, wie der eigene körperliche Zustand wirklich ist, ist kaum noch möglich. Er kann sich erst zeigen, wenn die Betroffenen sich wirklich erlauben, das Tempo zu drosseln und zu stoppen. Aus Angst, ins pure Nichts zu fallen, wo nichts mehr geht, halten sie jedoch das Notfallprogramm aufrecht, oft über Jahre. Denn sobald der Körper zur Ruhe kommt, fährt er sein Notfallprogramm schlagartig runter und es zeigt sich der wahre Zustand: Energielosigkeit und Erschöpfung.

Bin ich zu dick?

Wenn das Essen nur ein Ventil ist und nicht das eigentliche Problem einer Essstörung, warum spielt dann die Angst vor einer Gewichtszunahme trotzdem eine so große Rolle?

Warum haben die Betroffenen so große Angst vor einer Gewichtszunahme und wollen – zumindest bei Magersucht und Bulimie – möglichst schlank sein? Ganz einfach, weil die Frage »Bin ich zu dick?« nach derselben Antwort sucht wie die Frage »Bin ich gut genug?«. Denn »dick« oder »dünn« sind im Zeitalter der Selbstoptimierung und des Schlankheitswahns wichtige Parameter im Bewertungskatalog. Sie verlagern den Leistungsdruck auf das Äußere. Das Attribut »dick« oder sogar »fett« ist dabei negativ besetzt. Dicksein ist ein Makel, es gilt als unschön und ungesund, als Symptom für etwas Krankhaftes oder für ein Sich-gehen-Lassen. Die Debatten um eine gesunde Lebens- und Ernährungsweise liefern ebenfalls eine Bestätigung, dass Dünnsein erstrebenswert und vor allem erreichbar ist. Die Lifestyle-Kultur von Hochglanzmagazinen und sozialen Medien setzt das in entsprechende Bilder um. Und auch wenn Sendeformate wie *Germany's Next Top Model* zunehmend diverser werden, gelten nach wie vor die Size-Zero-Models als das »eigentliche Ideal« und die Grundaussage ist: Ein Körper muss schön und schlank sein. Ist er das nicht, muss er angepasst und perfektioniert werden.

Eine solche Optimierung des eigenen Selbst verlangt Einsatz, Zeit und Geld und bringt Dicksein mit einem weiteren Negativbild in Verbindung: einem Mangel an Leistung und Geld. Dicksein liefert also auch ein Indiz für Armsein und damit einen Grund mehr, warum Dünnsein erstrebenswert erscheint. Denn ein dünner Körper ist aus diesem Blickwinkel heraus Ausdruck von Wohlstand, Gesundheit, Disziplin, Training und bewusster Ernährung. Menschen, die abnehmen, gelten als Vorbilder. Sie werden mit Komplimenten und Wertschätzung bedacht. Menschen, die zunehmen, erleben im Normalfall das Gegenteil.

Ein solches Schubladendenken ist hochproblematisch, besonders für Betroffene von einer Essstörung. Es hat einen fatalen Einfluss auf die Entwicklung der Krankheit und den Genesungsweg. Denn woran sollen sich die Betroffenen orientieren? Woran sollen sie ein normales und gesundes Essverhalten festmachen, wenn sie einem ständigen Diät-Talk ausgeliefert sind? Selbst in der Therapie gibt es »Grabenkämpfe« zwischen Magersüchtigen und hochgewichtigen Patienten, die einen gesunden Blick auf Körper und Gewicht erschweren.

Die Gewichtsregulation ist ein Baustein auf dem Heilungsweg, aber sie darf nicht das entscheidende und erst recht nicht das alleinige Kriterium für die Heilung oder für das Gesund- beziehungsweise Kranksein sein. Es kommt auf so viel mehr Parameter an. Wir müssen in der Debatte und in der Therapie von Essstörungen endlich weg davon, sie als Gewichtsstörungen zu sehen! Das Stigma vom Dicksein gehört hinweggefegt!

Wir brauchen Aufklärung und Gegenentwürfe zu diesen Kategorisierungen und Idealisierungen. Die Verknüpfungen von Schlanksein, Schönheit, Erfolg und Glück müssen entkoppelt werden. Heranwachsende brauchen Unterstützung und »Kraftfutter«, um ein gesundes Körperbild entwickeln zu können. Denn jeder Körper hat eine genetische Veranlagung, auf die wir keinen Einfluss haben. Was wir verändern können, ist unser Blickwinkel und unsere Haltung zu Trends und Idealisierungen. Gemeinsam mit Kindern und Jugendlichen sollten wir hinterfragen, ob es sowohl für Jungen wie für Mädchen wirklich das eine perfekte Bild eines Körpers gibt.

Die *Body-Positivity*-Bewegung ist dahingehend eine der Vorreiterinnen. Sie versucht, mit Vorurteilen und Klischees aufzu-

Umgang mit den sozialen Medien

Sprechen Sie mit Ihrem Kind über den Umgang mit den sozialen Medien.

- Fragen Sie behutsam und ohne Druck nach, was sich Ihr Sohn/Ihre Tochter auf YouTube, TikTok oder Instagram gern ansieht, was ihn oder sie besonders interessiert und was regelmäßig im Feed angezeigt wird.
- Fragen Sie nach Stars und Vorbildern, gerade auch mit Blick auf Erfolg, Schönheit und Körperbild.
- Sprechen Sie möglichst auch über sensible Inhalte und verstörende Bilder, vor denen leider auch das Jugendschutzgesetz keinen hinreichenden Schutz bietet.
- Seien Sie kritisch im Hinblick auf Recovery-Accounts. Aus meiner täglichen Arbeit weiß ich, dass auch dort mitunter triggernde Inhalte gezeigt werden. Eine Liste mit hilfreichen Accounts finden Sie auf Seite 206.

Lesetipps:

Warum seh' ich nicht so aus? Fernsehen im Kontext von Essstörungen. Hrsg. vom Internationalen Zentralinstitut für das Jugend- und Bildungsfernsehen (IZI) und ANAD e. V. Versorgungszentrum Essstörungen.

Catherine Senécal: *Du bist gut so, wie du bist! So befreien Sie Ihr Kind vom Figurwahn. Rollenklischees abbauen, Individualität stärken, Essstörungen vorbeugen.*

räumen und sichtbar zu machen, dass Körper verschieden sind und sich Schönheit nicht durch Normen definiert. In den letzten Jahren hatte sie großen Einfluss auf die Schönheits- und Modeindustrie und damit auch auf unsere Sehgewohnheiten. Das ist ein großer Fortschritt! Dennoch ist es nicht ganz unproblematisch, wenn mit *Body Positivity* üppige Körperformen gefeiert werden. Manchmal werden dabei die gesundheitlichen Risiken von zu starkem Hochgewicht ausgeblendet und Körper und Selbstakzeptanz sind noch immer eng verknüpft. Noch gesünder wäre eine neutrale Einstellung zum eigenen Körper, also *Body Neutrality*, mit der wir uns ganz vom Diktat der Schönheitsideale befreien könnten. Aber dahingehend liegt noch viel aufklärerische Arbeit vor uns, denn die Idee vom idealen Körper hat heute so viel Strahlkraft und Präsenz, dass wir uns alle den Weg zurück zur Normalität erst wieder erarbeiten müssen.

Körperschemastörung

Bei Magersucht und Bulimie ist die gestörte Körperwahrnehmung eine große Hürde im Heilungsprozess. Durch die Körperschemastörung ist selbst eine deutliche Abmagerung für die Betroffenen schlicht nicht sichtbar, sie fürchten sich immer noch davor, zu dick zu sein. Zu erkennen und zu reflektieren, wie sehr die Essstörung das eigene Selbstbild verzerrt und vernebelt, ist für die Betroffenen schwierig. Und mit der Erkenntnis allein ist es nicht getan. Um aus dem jahrelang eintrainierten Muster der Essstörung ausbrechen zu können, müssen sie eine Alternative erlernen und spüren, dass sie auf diesem anderen Weg deutlich mehr Freiheit erlangen. Ein Ausbruch aus dem Teufelskreis der Essstörung geht nur durch eine Gewichtszunahme und durch eine langfristige Entkopplung von Bewegung und Essen. Dazu müssen sich die Betroffenen einer ihrer schlimmsten Ängste stellen und die Ungewissheit aushalten, wohin sich ihr Körper entwickelt.

Von außen betrachtet bringt ein Body Checking keinerlei Sicherheit, erst recht nicht in Verbindung mit der Frage, ob

Body-Checking-Verhalten

Zu den Begleiterscheinungen von Magersucht und Bulimie gehört die ständige Kontrolle des Körpergewichts. Wenn sich die Betroffenen anfangs noch im Abstand von mehreren Tagen wiegen, gehört es bald zu den täglichen Ritualen und kann sogar mehrmals täglich stattfinden. Durch das sogenannte Body Checking werden außerdem die Körperproportionen kontrolliert. Mit den Händen oder mit dem Maßband werden so Arme, Beine, Taille und vor allem der Bauchumfang gemessen. Erstrebenswert sind außerdem sicht- und tastbare Knochen. Auch das wird immer wieder kontrolliert. Für Magersüchtige sind die Ergebnisse oft maßgeblich dafür, ob sie sich eine Mahlzeit »verdient« haben.

man sich die kommende Mahlzeit wirklich verdient hat. In der Essstörung werden aber die kleinsten Details und Handlungen hinterfragt und brauchen immer wieder die Bestätigung, dass sie okay und richtig sind. Das Vertrauen und die realistische Einschätzung, dass sich der Körper nicht innerhalb von Stunden verändern kann, geht Stück für Stück verloren.

Zu viel sein

Viele Betroffene von Essstörungen, besonders Frauen, sind hochsensibel und spüren viel mehr, als ihnen lieb ist. Machen sie im Elternhaus oder auch in frühen Beziehungen oder Freundschaften wiederkehrende Erfahrungen, dass bestimmte Gefühle tabu sind, dass sie zu viel reden oder lauter sind als gewünscht, erleben sie das an sich selbst als ein Falsch- oder Zu-viel-Sein. Gerade Mädchen werden gern ermahnt, wenn sie »zu laut« sind. Aus dieser Kritik an ihrem Verhalten oder Temperament lernen sie, Gefühle zu unterdrücken und sich zurückzunehmen, um nicht durch ein Zu-laut- oder Zu-viel-Sein unangenehm aufzufallen.

Menschen mit Magersucht oder Bulimie empfinden sich deshalb anfangs oft gar nicht unbedingt als zu dick, sondern eher als »zu viel«. Hinter dem Dünnerwerden in der Magersucht steht ein Verschwindenwollen, sodass man mit der eigenen Person kaum noch Raum einnimmt. Auch für mich persönlich stand dieses Gefühl im Vordergrund. Ich hatte immer Angst, mich zu zeigen, Angst davor, verletzt zu werden, zu versagen, den Anforderungen von außen nicht zu genügen. Je »weniger« ich wurde, desto mehr verblasste diese Angst.

Das Tückische an der Magersucht ist zudem der Zwiespalt: Einerseits sehen die Betroffenen die Beschäftigung mit ihrem Körper, das kontrollierte Essen und die Optimierung ihres Selbst als den Schlüssel zur Lösung ihrer Probleme. Andererseits merken sie, dass das Ziel einer Essstörung nicht darin liegen kann, ihren Körper weiterhin als das Problem anzusehen. Was als ein Weg erschien, sich einen Platz in der Gemeinschaft zu verdienen und sich zugehörig fühlen zu dürfen, führt in eine Sackgasse. Doch auch wenn sich alle Versprechen nicht erfüllen, erscheint eine Umkehr unmöglich.

Weibliches und Männliches

Auch wenn wir uns heute immer stärker aus Rollenbildern befreien, sind wir nach wie vor von den Kriterien beeinflusst, die definieren, wie wir sein sollen und wie unser Körper idealerweise aussehen muss.

Die körperliche Entwicklung ist für alle Geschlechter mit viel Scham verbunden. Spitze Bemerkungen, harmlos erscheinende Witze, Blicke über intime Stellen und Kritik an Äußerlichkeiten können eine verheerende Wirkung haben. Bedürfnisse werden aus Scham nicht ausgesprochen, sexuelle Attribute versteckt oder verschleiert. Es fällt schwer, zur eigenen männlichen oder weiblichen Kraft zu stehen, und die Essstörung ist dann ein Weg, den Blicken anderer auszuweichen und sich einen Schutzpanzer zuzulegen.

Der Schönheits- und Schlankheitskult trifft vor allem Mädchen und Frauen. Die Rollenbilder der vergangenen Jahrhunderte verlangen von ihnen Weiblichkeit, Hingabe, Sanftheit, Anmut und Schönheit. Nur die schönen und schlanken Mädchen kriegen den Prinzen. Männer sollen hingegen diese Prinzen sein. Kraftvoll, kontrolliert, stark und tatkräftig. Mehr Körperfülle wird bei ihnen eher toleriert und mit den typisch männlichen Attributen assoziiert und Hochgewicht kann durch andere Faktoren wie Erfolg, Wohlstand und Charisma leichter ausgeglichen werden. Von ihnen wird Schlanksein nicht unbedingt gefordert, als Ideal gelten eher definierte Muskeln und ein kantiges Kinn. Barbie und Barbie-Ken lassen grüßen. Für Jungen und Männer sind feminine Züge negativ assoziiert, weil sie durch jahrhundertealte patriarchale Prägungen nicht für »starke Männlichkeit« stehen, sondern für das »schwache Geschlecht«. Insofern spüren auch Jungen und Männer Leidensdruck durch den Schönheits- und Selbstoptimierungskult und kämpfen mit ihrem Gewicht und Körperbild, sie bekennen sich jedoch deutlich seltener zu einer Essstörung. Sie wird noch immer gern als »Frauenkrankheit« gesehen und ist bei Jungen und Männern ein noch größeres Tabu.

Entscheidenden Einfluss auf die verinnerlichten Prinzipien zu Rollen- und Körperbildern haben zunächst die engsten Bindungspersonen in der Familie und die damit verbundenen Fragen beeinflussen auch, wie sich das Selbst- und Körperbild des Kindes entwickelt: Welches Vorbild leben die Eltern vor? Wie verhält sich der Vater zu seinen Emotionen und dem eigenen Körper? Steht die Mutter in ihrer weiblichen Kraft? Eifert sie einem Jugendideal nach? Kämpfen die Eltern selbst um Anpassung und Akzeptanz?

Die Verunsicherung ist besonders schwerwiegend, wenn Kinder oder junge Erwachsene sexuellen oder emotionalen Missbrauch und Gewalt erlebt haben. Dann stehen weibliche oder knabenhafte Attribute für Gefahr und nicht für Schönheit. Die Essstörung ist dann ein Schutzmechanismus und das Zuviel oder Zuwenig an Körperfett schafft eine sichtbare Grenze. Bei Mädchen und Frauen lässt sie weibliche Rundungen verschwinden. Durch das Überessen bei einer Binge-Eating-Störung bauen die Betroffenen eine Art Panzer auf, der signalisiert: »Komm mir nicht zu nahe.«

Studien haben außerdem gezeigt, dass auch die Genderidentität und vor allem Unsicherheiten bei der sexuellen Orientierung mit einem erhöhten Risiko für Essstörungen einhergehen. Das ist darauf zurückzuführen, dass lesbische, homosexuelle, bisexuelle, trans- und intergeschlechtliche Menschen viel stärker Stigmatisierungen und Diskriminierungen ausgesetzt sind, die ihr Selbst- und Körperbild negativ beeinflussen. Für diese Betroffenen sind eine sensibilisierte und individuelle Diagnostik und Behandlung umso wichtiger.

Erwachsen sein oder Kind bleiben?

In dem Wunsch nach weniger ausgeprägten Geschlechtsmerkmalen äußert sich auch eine heimliche Sehnsucht danach, noch nicht erwachsen zu werden und länger Kind zu bleiben. Ein magerer Körper bewegt sich durch das Eckige und Kantige bei Frauen eher zum Männlichen hin, aber gleichzeitig auch zum Kindlichen. Je erwachsener Kinder werden und je mehr Schritte sie ohne die Eltern gehen, insbesondere dann, wenn sie von zu Hause ausziehen, desto mehr Druck und Unsicherheit erleben sie im Alltag. Nicht selten sehnen sich junge Erwachsene insgeheim nach der Zeit, wo sie noch Kind sein durften, wo sie den Schutz und die Fürsorge der Eltern um sich hatten und Verantwortung abgeben konnten. Dazu gehört auch die Sehnsucht nach einem kindlicheren Körper ohne ausgeprägte Geschlechtsmerkmale, was ein Faktor ist, der das Streben nach dem Dünnsein befördert.

In der Heilung einer Essstörung geht es deshalb auch darum, dass die Betroffenen lernen, für sich selbst zu sorgen und Verantwortung zu übernehmen – und zwar auch für die Dinge, die sie negativ geprägt haben. Sie müssen Wege finden, trotzdem weiterzumachen und nicht in einer Opferrolle zu verharren, was im konkreten Fall heißt, sich eben nicht den eigenen Diagnosen auszuliefern. Selbst wenn der Wille zur Heilung da ist, ist das ein schwerer Schritt. Und er bedeutet auch, endlich das Gefühl zuzulassen, erwachsen zu sein und die Kindheit nicht mehr zurückholen zu können.

Traumata

Ein Trauma lässt sich nicht an der Schwere eines Ereignisses festmachen.

Mitte der Neunzigerjahre revolutionierte der amerikanische Psychiater und Neurowissenschaftler Stephen W. Porges mit seiner Polyvagal-Theorie die Sichtweise auf unser Nervensystem und lieferte maßgebende Erkenntnisse über Traumata und Körperwahrnehmung. In diesem Zusammenhang prägte er den Begriff »Neurozeption« für die Fähigkeit unseres autonomen Nervensystems (ANS), sämtliche Informationen aus unserer Umwelt und aus unserem Körperinneren aufzunehmen und anhand dessen zu prüfen, ob wir uns sicher und entspannt fühlen können oder bedroht sind. Das alles wird nicht durch unser Bewusstsein gesteuert, sondern läuft unbewusst und automatisch ab, was unter anderem erklärt, warum schon Babys unterschiedlich auf Personen reagieren, die in ihrem Blickfeld auftauchen, und beispielsweise die Mutter anlächeln, aber bei fremden Personen zu schreien beginnen. Es ist eine impulsive Reaktion auf Reize, aus denen unser autonomes Nervensystem drei Handlungsoptionen ableitet:

1. Stuft es die Situation als sicher ein, so ist das sogenannte *Social Engagement System* (SES) aktiv. Dadurch sind wir in der Lage, in soziale Interaktion mit unseren Mitmenschen zu gehen und zum Beispiel um Hilfe zu bitten.
2. Wird die Situation als eher bedrohlich eingeschätzt, wie beispielsweise die Herausforderung, eine Rede vor vielen Menschen zu halten, die uns beängstigend erscheint, dann wird der Sympathikus aktiv. Das ANS greift auf eine

Verteidigungsstrategie zurück, in der Energie mobilisiert wird: den Kampf- oder Fluchtmodus. Unser Herzschlag beschleunigt sich, die Hände schwitzen, wir atmen flach.
3. Erscheint die Situation sogar lebensbedrohlich, weil zum Beispiel ein Auto auf uns zurast und wir keine Möglichkeit zur Flucht haben, greift das ANS auf die letzte Notfallreaktion zurück: die (Schreck-)Starre oder den Totstellreflex. Dieser Reflex ist eine typische Schutzreaktion bei traumatischen Erfahrungen.

Wenn von Traumata die Rede ist, denken wir meist an Posttraumatische Belastungsstörungen (PTBS) und an schreckliche Katastrophen, an Krieg, Unfälle, Gewalt oder Missbrauch. Dabei handelt es sich um sogenannte Schocktraumata, also um das Erleben eines einzelnen, zeitlich abgegrenzten und bedrohlichen Ereignisses, das die Verarbeitungskapazitäten des Nervensystems übersteigt. Es gibt aber auch noch eine andere Form des Traumas, mit dem sich Psychologen und Therapeuten in den letzten Jahren immer intensiver beschäftigten: dem sogenannten Bindungs- und Entwicklungstrauma. Die Ursachen hierfür liegen eher im zwischenmenschlichen Bereich, sind aber genauso traumatisierend und überfordernd für ein Kind. Nicht anders als bei einem Schocktrauma wird das Nervensystem mit hohem Stress überflutet und gerät in einen Zustand der »Überspannung«. Es reagiert mit dem beschriebenen Totstellreflex, was etwa so ist, als würde man mitten in einem Film die Pausentaste drücken. Können wir danach die Energie, die solch eine Reaktion mit sich bringt, nicht aus dem Körper »entladen«, bleibt die Spannung im Körper stecken. Sie kann ohne Gegenregulation durch eigene Ressourcen oder durch Sicherheit in Form von Bindung nicht abfließen. Sie steckt im Körpergedächtnis fest, auch dann, wenn wir uns weiterentwickeln und erwachsen werden. Das Ereignis brennt sich ins Gedächtnis und bleibt dort unverändert abrufbar. Das Trauma kann auch Jahre später noch getriggert werden.

Ein Trauma kann durch ein heftiges, schockierendes Ereignis entstehen, aber auch klein und leise sein. Und es kann jede/n treffen. Im Unterschied zum Schocktrauma entstehen Entwicklungstraumata nicht durch ein einzelnes Erlebnis, sondern durch mehrere, wiederholte Ereignisse in der frühen Kindheit. Dadurch, dass Grundbedürfnisse nicht hinreichend erfüllt werden, dass die emotionale Bindung zwischen Eltern und Kind instabil ist oder dass Liebe, Mitgefühl und Geborgenheit an Bedingungen geknüpft sind, zum Beispiel an Leistungen. Auch körperliche oder psychische Erkrankungen von Mutter oder Vater und deren Traumata können eine Ursache sein.

Was eine traumatisierende Wirkung auf uns hat, hängt von verschiedenen Faktoren ab: von individuellen Ressourcen, von psychischen und körperlichen Parametern und vor allem davon, ob das Nervensystem im Nachhinein die Möglichkeit zur Gegenregulation hat. In der frühen Kindheit geschieht eine solche Überforderung des Nervensystems viel eher, weil das Gehirn noch in der Entwicklung begriffen ist. Auch Babys haben schon viele Nervenzellen, sie müssen aber noch vernetzt werden. Diese Vernetzung geschieht über die Bezugspersonen, durch körperliche und emotionale Zuwendung, durch Mimik, Sprache und Gestik. Sicher haben Sie schon von dem verheerenden Experiment gehört, in dem Babys ohne diese Interaktionen gestorben sind. Ihr Überleben hängt immer von der Versorgung durch die Bezugspersonen ab, emotional und körperlich.

Werden wichtige Grundbedürfnisse von Babys und kleinen Kindern nicht erfüllt, erzeugt dies eine Form von Schmerz, auf die sie mit Frustration reagieren. Sie geben innerlich auf und reagieren später auf ähnliche Situationen mit der gleichen Reaktion. Trotzdem versuchen sie, die Bindung zu den Bezugspersonen zu halten und die Beziehung zu schützen, und entwickeln Überlebensstrategien: Sie erleben die eigenen Bedürfnisse als falsch und nicht gerechtfertigt und stellen sie deshalb zurück. Sie verlernen dabei zunehmend, diese Bedürfnisse überhaupt zu spüren.

Da Entwicklungstraumata in einer sehr frühen Phase des Lebens entstehen, nämlich bis zum vierten Lebensjahr, haben Erwachsene daran keine bewussten Erinnerungen. Das macht die Reflexion und Analyse mitunter schwierig, in der Regel lässt sich nur durch Erzählungen ein Bild zusammensetzen. Das Trauma selbst bleibt meist (lange) unbemerkt und zeigt sich indirekt durch Symptome wie Burn-out, Schlafstörungen oder auch eine permanente Anspannung im Körper. Genau deshalb ist es so wichtig, Traumata aus einem körperorientierten Blickwinkel heraus zu betrachten. Das gezielte Hineinspüren in die im Körpergedächtnis gespeicherten Emotionen ist ein wertvoller Schlüssel in der Auflösung traumatischer Erfahrungen, denn jede Traumaerfahrung hat Nachwirkungen. Das Nervensystem reagiert viel sensibler und stuft Dinge viel schneller als unsicher oder bedrohlich ein. Es wird auch im Erwachsenenalter deutlich schneller hochfahren und den Körper immer wieder in Alarmbereitschaft versetzen. So ähnlich wie ein überaktiver Feuermelder, der bei der kleinsten Rauchentwicklung anfängt, Alarm zu schlagen. Woraus das Gefühl entstehen kann, nirgends richtig sicher zu sein.

Die Beschaffenheit unseres autonomen Nervensystems beeinflusst also, wie schnell wir in Angst und Anspannung geraten und damit auch unsere sozialen Interaktionen und unser Beziehungsverhalten gegenüber anderen Menschen. Wie viel Angst wir haben und wie viel Mut. Ein Entwicklungstrauma bestimmt, wie wir die Welt sehen und entdecken. Warum wir in bestimmten Situationen oder bei bestimmten Personen in eine gefühlte Erstarrung verfallen oder in Panik geraten, auch dann, wenn es keine aktuelle Bedrohung gibt.

Trauma und Essstörungen

Traumatische Erfahrungen gehören zu den häufigsten Ursachen einer Essstörung. Die Regulierung des Essverhaltens ist dann ein Versuch, der mit dem Trauma verbundenen Ohnmacht und Hilflosigkeit entgegenzuwirken. Sie »unter Kontrolle« zu bekommen. Die Pausentaste ist noch immer gedrückt, die frühere Erfahrung steckt fest und wartet darauf, beendet zu werden. Trigger im Außen holen die alte Erfahrung immer wieder an die Oberfläche. Als Ausgleich zu dem Gefühl der Unsicherheit, der Ohnmacht und des Kontrollverlustes brauchen die Betroffenen immer wieder das Gefühl der Sicherheit. Innerlich wie äußerlich.

Durch ihr überaktives Nervensystem haben Menschen mit Traumaerfahrungen das Gefühl, ständig unter Strom zu stehen, so als würden sie auf einem inneren Vulkan sitzen. Besonders Frauen, die ich begleite, berichten mir davon, wie getrieben sie sich fühlen und dass sie auf viele Fragen keine Antwort gefunden haben. Sie wissen nicht, wer sie sind und sein wollen und ob es ihnen gut gehen darf. Entspannung ist für sie kaum noch möglich oder an Bedingungen gekoppelt wie: »Ich muss erst etwas leisten, um entspannen zu dürfen.« Es ist wie den ganzen Tag in einem Hamsterrad zu laufen, das sich zu schnell dreht, um unfallfrei auszusteigen. Innezuhalten wäre mehr wie ein Kollabieren, mit der Gefahr, aus dem Rad zu stürzen. Sie erleben Todesangst. Also suchen sie nach einem Ventil, um Geschwindigkeit und Dauerdruck aushalten zu können. Sie fangen an zu essen oder auch zu hungern, um auf anderen Wegen Sicherheit zu erleben.

Den Sprung aus dem Hamsterrad zu schaffen, scheint unmöglich, auch wenn die Betroffenen bereit sind, den Weg der Heilung zu gehen und sich den eigenen Ängsten zu stellen. Vor ihnen liegt eine ganz andere Herausforderung als die, sich beispielsweise einer Höhenangst zu stellen. Meist sind sie für die ersten Interaktionen kaum zugänglich und auch später auf kognitiver Ebene nur schwer zu erreichen. Die Forderung nach dem Ausstieg aus den zwanghaften Verhaltensmustern kann also nicht am Anfang des Heilungswegs stehen, vielmehr gilt es zu entscheiden, ab wann jede/r Einzelne das schaffen *kann*.

Sicherheit erzeugen

Für innere Sicherheit lässt sich sorgen durch:

- eine ausreichende Befriedigung der Grundbedürfnisse: genügend Nahrung, Bewegung und Schlaf
- die Regulation des Atems (Atemübungen)
- Ruheinseln im Alltag, zum Beispiel mit Yoga, Beten oder Meditation
- das bewusste Spüren von Körpergrenzen, zum Beispiel durch Gewichtsdecken, Stofftiere oder eng anliegende Kleidung
- das Schaffen eines sicheren Ortes im Inneren, der immer wieder aufgesucht werden kann, zum Beispiel durch Fantasiereisen oder Autogenes Training

Für äußere Sicherheit lässt sich sorgen durch:

- das Kommunizieren eigener Bedürfnisse
- das Äußern von Gefühlen und Gedanken
- Halt und Unterstützung durch Freunde, Partner und andere Bindungspersonen
- das Gefühl der Sicherheit und des Wohlfühlens zu Hause
- die Bitte um Hilfe

Mehr dazu im Kapitel zur Selbstregulation ab Seite 189.

Glaubenssätze

Die Macht der Gedanken ist bei Essstörungen nur schwer von außen zu beeinflussen.

Negative Glaubenssätze wie »Ich bin nicht gut genug« sind die »Begleitmusik« einer Essstörung. Sie sind unterschwellig immer vorhanden und die Krankheit macht durch kleine Lügen feste innere Überzeugungen daraus. Um diese Gedankenmuster zu erkennen und aufzulösen, braucht es viel Zeit und Geduld. Man kann diese Sätze nicht einfach umdrehen und in eine positive Aussage verwandeln und über den alten Glaubenssatz von »Ich bin nicht gut genug« einfach ein »Ich bin gut genug« darüberstülpen. Um negative Glaubenssätze nachhaltig verändern zu können, müssen die Betroffenen zunächst erkennen, welche Funktion sie haben. Denn selbst Überzeugungen, die uns einengen und schaden, bieten uns auf einer anderen Ebene Gewinn. Sie ermöglichen uns, in unserer eigens geschaffenen Komfortzone zu bleiben. Auf dem Heilungsweg geht es deshalb nicht um sofortige Selbstliebe, sondern zunächst mal um Akzeptanz. Die Betroffenen sollen und können nicht auf Knopfdruck positiv über sich denken. Es muss sich für sie echt und authentisch anfühlen, nicht abgeschaut. Die Verbindungen zwischen Emotionen, Verhalten und wahrer Identität müssen neu geordnet werden.

Viele Betroffene wissen, dass ihre Gedanken nicht die Realität darstellen, sie verstehen, dass Eltern und Angehörige ihnen helfen wollen, und dennoch siegt am Ende die Stimme in ihrem Kopf. Auch das ist durch einen geringen Selbstwert beeinflusst, denn dahinter stehen Versagensängste und Zweifel und letztlich die Angst vor einem Kontrollverlust.

Glaubenssätze negativer Prägungen und was die Essstörung daraus macht

Ich bin nicht gut genug.

› Ich muss besser werden und perfekt sein. Es gibt immer ein »Noch besser«.

Ich bin nicht liebenswert.

› Ich will anders sein, sonst werde ich nicht gesehen.

Ich bin anders und gehöre nicht dazu.

› Ich muss mich anpassen und Erwartungen erfüllen. Ich bin nicht so wichtig wie die anderen.

Ich werde nicht wertgeschätzt/geliebt.

› Ich muss Leistung erbringen, um wertvoll zu sein.

Ich werde den Erwartungen nicht gerecht.

› Ich brauche Kontrolle, sonst habe ich versagt.

Ich bin schwach.

› Ich muss stark sein und darf meine Gefühle nicht zeigen.

Ich falle anderen zur Last.

› Ich muss Bedürfnisse zurückstellen und funktionieren.

Wenn-dann-Lügen, die die Essstörung erzählt

› Wenn ich dünn bin, werde ich glücklich sein.

› Wenn ich bei Gewicht X bin, bin ich krank genug und darf mir Hilfe suchen.

- Wenn ich die Kontrolle über meinen Körper habe, habe ich Kontrolle über mein Leben.
- Nur wenn ich Leistung erbringe, bin ich wertvoll.
- Wenn die Essstörung nicht wäre, wäre ich nichts. Mit der Essstörung bin ich eine Last für andere.
- Wenn ich wieder mehr esse, werde ich unendlich viel zunehmen und kann es später nicht stoppen.
- Wenn ich auf meine Hungergefühle höre, habe ich keine Disziplin.
- Wenn ich zunehme, habe ich versagt.

Die »Wenn-dann-Muster« einer Essstörung versprechen hingegen Sicherheit und Kontrolle. Es sind die Lügen, die einem die Krankheit erzählt: »Wenn ich genügend abgenommen habe, dann bin ich gut genug.« »Wenn ich das geschafft habe, darf ich mir etwas gönnen.« Was sich »übersetzen« lässt mit: »Mir darf es nur gut gehen, wenn ich ausreichend Leistung erbracht habe.« Essen und Hungern, Leistung, Schutz, Trost und Belohnung sind eng miteinander verschmolzen.

Schuldgefühle

Auf dem Weg, wieder ein normales Essverhalten zu erlernen, ist das Gefühl der Schuld eines der größten und mächtigsten Gefühle, mit denen sich Betroffene auseinandersetzen müssen. Wenn die Angst, sich den Verhaltensänderungen wirklich zu stellen, wider besseres Wissen den Sieg davonträgt, zieht das große Schuldgefühle nach sich. Zum Heilungsprozess gehört dann auch, sich anzusehen, woher sie kommen. Verursacht werden sie dadurch, dass wir eigene, selbst aufgestellte Regeln und Verbote missachtet haben, nicht selten solche, die wir bewusst oder unbewusst von Eltern und Bezugspersonen übernommen haben. Es fühlt sich nicht stimmig an, diese Regeln zu brechen, und die logische Folge sind Schuld und Scham.

Um sich mit diesen Gefühlen auseinanderzusetzen, ist es hilfreich, all diese Regeln, Normen und Verbote aufzuschreiben und sie dann auf ihren Wahrheitsgehalt hin und auf ihren Nutzen in der aktuellen Situation zu überprüfen. Viele Regeln können entmachtet werden, wenn man sich bewusst macht, dass sie zu einer ganz anderen Situation gepasst haben und heute keinen Nutzen mehr bieten. Dazu gehört auch eine Abgrenzung zu den Gefühlen, die zur Essstörung gehören. Das gelingt meist nicht auf Kopfebene, sondern verlangt eine gute Verbindung zu dem eigenen Körper, um auch in kritische Gedanken hineinspüren und prüfen zu können, ob sie zu dem gesunden oder kranken Teil von uns selbst gehören. Je mehr die Betroffenen das eigene Schuldbewusstsein loswerden, desto weniger werden sie den Drang verspüren, Dinge aus Reue zu tun und sich durch das eigene Verhalten selbst zu schaden. Schuld ist ein Gefühl, das die Essstörung aktiv nutzt, um den Teufelskreis der negativen Glaubenssätze aufrechtzuerhalten und den Selbstwert möglichst klein zu halten.

Auf dem Heilungsweg müssen die Betroffenen lernen, sich von diesen Gedanken und Glaubenssätzen abzugrenzen. Sie müssen verinnerlichen, dass die Krankheit nur ein Teil von ihnen ist, und sich wieder als eigenständige Person fühlen können. Dabei ist es hilfreich, die Essstörung zu personifizieren und ihr einen Namen oder eine Gestalt zu geben. Wenn Ihr Kind einverstanden ist, können alle in der Familie die Essstörung so ansprechen und so auch die Distanz zwischen gesunden Anteilen und der Krankheit erlebbar machen. Die Personifizierung hilft dabei, wieder stärker in die Selbstermächtigung zu kommen, und bringt zudem ein wenig Humor und Leichtigkeit in die sehr ernste Angelegenheit. Sie selbst können dieses Tool auch für sich nutzen, zum Beispiel, um den inneren Kritiker zum Schweigen zu bringen.

»Stopp, Agathe jetzt nicht!«

Gib deiner Essstörung einen Namen, der dir passend erscheint, dann kannst du sie direkt ansprechen und ihr immer mal wieder das Wort verbieten. Denn nicht sie hat das Sagen, sondern du!

Du kannst ihr aber nicht nur einen Namen geben, sondern auch ein Gesicht, entweder nur in deinem Kopf oder auch in der Realität, mithilfe eines kleinen Gegenstandes oder Plüschtieres, das dich immer wieder daran erinnert, dass die Essstörung ein Teil von dir ist. Aber das bist nicht du!

Mit Agathe im Dialog:
Agathe: »Du bist faul, weil du dich heute noch nicht bewegt hast. Jetzt zu essen, wäre ein Fehler.«

Du: »Klappe, Agathe! Du willst mir damit nur einreden, dass ich mir mein Essen verdienen muss. Und das ist ein falscher Glaubenssatz.«

Agathe: »Wie kommst du darauf? Alles, was ich sage, stimmt!«

Du: »Klar, aus deiner Sicht schon. Aber ich bin nicht du. Du bist gerade ein Teil von mir, aber nur in meinem Kopf und in meinen Gedanken. Und ich muss nicht automatisch jedem meiner Gedanken folgen.«

Agathe: »Pfff.«

Du: »Mein innerer gesunder Anteil möchte wieder unbefangen essen und spontan sein können. Und das heißt auch, das Gegenteil davon zu tun, was du willst.«

Überwältigende Gefühle

*Gefühle können zu überwältigend sein,
zu schmerzhaft, zu bedrohlich und alte Traumata
wieder aufleben lassen.*

Gefühle sind in erster Linie eine Energie. Diese Energie kann klein und leise sein, aber auch mächtig groß werden und beängstigend erscheinen. Unsere Emotionen stehen in einer Wechselwirkung mit unserer Stimmung, unseren Beziehungen, unserem Seelenzustand und unseren Erlebnissen und Erfahrungen. Mit ihnen reagieren wir auf die Reize und Geschehnisse in unserem täglichen Erleben und unterscheiden dabei gern zwischen »guten« und »schlechten« Gefühlen. Freude, Glück, Begeisterung, Liebe sind uns willkommen, Angst, Wut, Scham und Trauer weichen wir gern aus.

Gefühle gehen mit Körperreaktionen einher, die angenehm sein können, wie das Kribbeln im Bauch, aber auch unangenehm und beängstigend wie ein schneller Puls bei Angst oder ein Druck auf der Brust bei Traurigkeit. Eben deshalb sprechen wir von entflammter Liebe, hitziger Wut oder eisiger Angst. Denn Gefühle können Liebe kaputtmachen, Angst kann lähmend sein und Traurigkeit kann sich anfühlen, als würde man nie wieder glücklich werden. Also verbannen wir solche Emotionen lieber und sperren sie zu unserem eigenen Schutz in unseren »emotionalen Keller«, wie ich das in der Therapie gern formuliere. Dass wir vor ihnen zurückschrecken, liegt an der negativen Bewertung, die wir ihnen geben, und an früheren Erfahrungen, die wir damit gemacht haben. Auch Gefühle, die wir als Kinder nicht zeigen durften, landen dort, wo wir sie nicht sehen und fühlen müssen.

Reaktionen auf verdrängte Gefühle und posttraumatischen Stress

Signale der Übererregung:

- innere Unruhe
- Schlafstörungen
- Tinnitus
- Rückenschmerzen, muskuläre Verspannungen
- Perfektionismus
- Angst und Panik

Signale der Untererregung:

- Müdigkeit und Erschöpfung
- das Gefühl, neben sich zu stehen
- Reizüberflutung, alles ist zu viel, kleine Dinge im Alltag fallen schwer
- Dissoziation
- Kraftlosigkeit
- Konzentrationsprobleme

Wie wir im vorangegangenen Kapitel gesehen haben, prägen sich traumatische Erfahrungen tief in unser Nervensystem ein. Jede Erfahrung, die wir von Geburt an machen, ist in unserem Körpergedächtnis gespeichert, nicht als konkrete Erinnerung, sondern als »Energie«, sprich durch die Gefühle, die damit einhergegangen sind. Auch wenn wir uns als Erwachsene nicht mehr an die frühe Kindheit erinnern können, unser Körper kann es. Und wenn sich unser Körper im Hier und Jetzt an eine schlechte Erfahrung erinnert, reagiert das Nervensystem – auch dann, wenn wir unsere Gefühle in unseren emotionalen Keller geschoben haben. Sie sind deshalb nicht weg, sondern füllen unseren Kellerraum und erzeugen Spannung. Diese Spannung macht sich auf körperlicher Ebene bemerkbar: durch eine verspannte Muskulatur, Nervosität, Unruhe, Schlafstörungen, Rückenschmerzen, Tinnitus und so weiter. Wir geraten entweder in einen Zustand der mentalen und körperlichen Überspannung oder Übererregung oder in die Untererregung, also in einen Zustand von Depression und Lethargie.

Wir spüren aber nicht nur unsere Gefühle, durch den zwischenmenschlichen Kontakt findet immer auch eine Gegenübertragung statt. Wir alle sind wie ein Spiegel für die anderen um uns herum und sie sind es für uns. Meine Gefühle können bei meinem Gegenüber etwas auslösen, das er durch den Spiegel bei mir erkennt. Andersherum funktioniert das Ganze genauso. Hat mein Gegenüber mit diesem Gefühl kein Problem, zeigt er es offen nach außen. Wenn es Gefühle sind, mit denen wir ein Problem haben, hat das zur Folge, dass wir uns über ein bestimmtes Verhalten ärgern. Daher ist das, was uns an anderen stört oder so richtig aufregt, immer ein Spiegel unseres eigenen emotionalen Kellers.

Die Botschaften des Körpers

Um den Wurzeln einer Essstörung auf die Spur zu kommen, ist es notwendig, in den Keller hinabzusteigen, sich den verborgenen und verdrängten Gefühlen zuzuwenden und ihre Botschaften zu hören. Sehr häufig wollen wir negative Gefühle jedoch durch gute Gefühle ersetzen. Der Wunsch begegnet mir auch oft in der Therapie: »Ich will das weghaben, helfen Sie mir dabei.« Aber es ist ähnlich wie bei den Glaubenssätzen: Man kann nicht einfach gut gegen schlecht tauschen und weder einen schlechten Glaubenssatz noch ein unangenehmes Gefühl einfach durch eine gute Variante verdrängen. Das ist so, als würde man eine gesunde Pflanze neben einer kranken Wurzel eintopfen. Die gesunde würde durch die kranke vergiftet und geschädigt werden. Wir kommen deshalb nicht umhin, uns die Wurzel anzuschauen und den damit verbundenen Schmerz zu fühlen. Das heißt nicht, sich den Emotionen auszuliefern, sondern sie »achtsam zu spüren«. Es geht darum, den Emotionen Raum zu geben, sie einzulassen und wieder davonziehen zu lassen. Zu erleben, dass Gefühle keine allmächtigen Monster sind, sondern dass sie nur ein kleiner Teil von uns sind und kommen und gehen.

In der Therapie von Essstörungen spielen Körperwahrnehmung und der Umgang mit Gefühlen eine große Rolle. Wenn ich mit meinen Klientinnen beginne, daran zu arbeiten, und sie ermutige, die Gefühlsbesucher zu sich einzuladen, haben viele so große Angst, dass sie in ihrem Inneren eine regelrechte Mauer hochziehen, die den Zugang versperrt. Dann mache ich ihnen gern deutlich, dass Gefühle eben nur Besucher sind und keine Dauergäste. Denn sie bleiben oft viel weniger lang, als wir uns ausmalen. Der Neurowissenschaftlerin Jill Bolte Taylor zufolge dauern Gefühle sogar nur neunzig Sekunden, danach verlassen sie unser System wieder, sofern sie nicht verstärkt und erneut angefeuert werden.[14] Wenn wir aber schon nach wenigen Sekunden einen innerlichen Widerstand verspüren, können Besucher kaum zu uns durchdringen und ihre Botschaft überbringen. Sie landen im Keller und sorgen dafür, dass sich der Raum immer mehr füllt. Die angestaute Energie erzeugt eine unangenehme Spannung. Und die Spannung geht im Gegensatz zu den Gefühlsbesuchern nicht schnell wieder weg. Im Gegenteil, sie verstärkt sich über die Jahre, auch durch Faktoren wie Stress. Unser Körper meldet uns das durch Frühwarnzeichen wie allgemeines

---

14 Jill Bolte Taylor: *Gehirn⁴ – Wie die Entdeckung der 4 Dimensionen des Gehirns uns zu freien Menschen macht.* Aus dem Englischen von Horst Kappen. O. W. Barth, 2022.

Unwohlsein, Erschöpfung, Unruhe und Schlafstörungen, durch Rückenschmerzen, Bauchschmerzen, Verspannungen, besonders im Nacken und Kiefer, oder Tinnitus. Leider haben die meisten Menschen verlernt, diese Botschaften zu hören, vor allem, solange sie noch leise sind. Sie bemerken sie erst, wenn der Keller völlig überlastet ist und aus allen Nähten platzt und der Körper seinen Dienst verweigert und krank wird.

Dass wir verlernt haben, auf die leisen und lauteren Signale unseres Körpers zu hören, liegt an unserer Angst vor dem Hinsehen und Hinspüren. Wir fürchten uns davor, die damit verbundenen Emotionen erneut zu durchleben oder ihnen womöglich sogar ausgeliefert zu sein. Stattdessen lenken wir uns ab und machen lieber etwas anderes: arbeiten unsere To-do-Listen ab, treiben Sport, scrollen durch Instagram, schauen Serien, trinken oder essen. Wir suchen nach Ventilen, die unser Bedürfnis nach guten Gefühlen erfüllen. Bei einer Essstörung sind diese Ventilfunktion und der Widerstand gegen die eigenen Gefühle der entscheidende Faktor, der den Teufelskreis aus Hungern, Essen und Erbrechen aufrechterhält. Und eben deshalb ist es so wichtig, sich in der Therapie verdrängten Emotionen zuzuwenden.

Wir wollen alle gern Schmerz vermeiden, aber »Nein« zu unseren Wunden zu sagen heißt, einen Teil von uns abzulehnen. Wir lehnen damit das innere Kind in uns ab, das diese Erfahrung noch nicht verarbeitet hat, und erzeugen das Gegenteil von »weghaben«, nämlich Widerstand und die bereits beschriebene innere Spannung. Wir müssen stattdessen lernen – und das können wir auch –, Gefühle auszuhalten und zu regulieren, und das auch dann, wenn uns das als Kinder niemand beigebracht hat oder uns diese Fähigkeit schon lange abhandengekommen ist.

Ich versuche dazu, gemeinsam mit meinen Klientinnen, Gefühle aus einem anderen Blickwinkel zu betrachten und sie greifbarer zu machen. Ich ermuntere sie dazu, Gefühle als Besucher zu sehen, die bei uns allen tagtäglich vorbeikommen und durch unsere emotionale »Haustür« eintreten. Das Gute daran ist: Wir können jedes Mal neu wählen, ob wir unsere emotionalen Besucher zu uns einladen oder sie aussperren. Denn sie alle möchten uns nicht ärgern, sondern eine Botschaft übermitteln: Traurigkeit kann uns lehren, Mitgefühl mit uns und unseren Mitmenschen zu zeigen und Tränen fließen lassen zu dürfen. Angst kann uns wachsen lassen und uns dazu beflügeln, aus unserer Komfortzone auszubrechen. Dadurch, dass wir sie wahrnehmen und zulassen, können wir lernen, was wir brauchen, damit wir uns wieder sicher fühlen können.

Jedes Gefühl bietet uns immer zwei Möglichkeiten: Stagnation oder Wachstum. Nehmen wir auch Wut, Angst, Trauer und Scham als willkommene Besucherinnen an und laden sie zu uns ein, so kann durch diese Akzeptanz Stück für Stück Vertrauen entstehen. Und wir können den Umgang mit starken Gefühlen lernen, also eine gesunde Emotionsregulation entwickeln. Im Laufe der Zeit öffnet sich dadurch eine neue Welt, bei der wir das Spüren wieder als eine wichtige Kraft entdecken. Ein besserer Zugang zu unseren Gefühlen bedeutet auch einen besseren Zugang zu den Ressourcen, die wir ebenfalls in uns tragen und als positive Energien nutzen können. Über das achtsame Spüren können wir auch kraftvolle Erinnerungen wecken, Zuversicht, Stärke und Mut wiederentdecken und sie uns zunutze machen, wann immer wir sie brauchen.

Gefühlsbesucher einladen

Lade deine Gefühlsbesucher regelmäßig zu dir ein. Reiche ihnen die Hand und schau dir an, was sie dir bringen. Mach dir klar, dass es Besucher sind und keine Dauergäste. Jedes Gefühl geht auch wieder vorbei!

Übung: Gefühle spüren

Nimm eine Situation aus deinem Leben, die du nicht mehr spüren willst, und rufe sie dir ins Gedächtnis. Vielleicht spürst du schon beim bloßen Gedanken daran eine innere Anspannung.

› Sage zu diesem Gefühl: »Nein, geh weg! Ich will dich nicht!« Spüre in dich hinein. Was erzeugt dieses »Nein« in deinem Körper?

› Lass die Vorstellung wieder los, atme tief durch.

› Rufe dir dieselbe gedankliche Vorstellung erneut in Erinnerung und sage diesmal ganz bewusst »Ja« zu dieser Situation.

› Gibt es einen Unterschied zum Nein? Wie spürst du ihn? Lass dir Zeit für diese kleine Übung.

Für weitere Übungen und Infos siehe das Kapitel zur Selbstregulation ab Seite 189.

4

Das System Familie: Auf der Suche nach den Wurzeln

Das Einbeziehen der Angehörigen, Partner oder Eltern ist ein wichtiger Bestandteil der Therapie. Es soll dabei nicht darum gehen, einen von ihnen als »Problem« zu sehen, sondern sich gemeinsam mit der Frage auseinanderzusetzen, welche Funktion das dysfunktionale Verhalten im System der Familie hat.

Wachstum statt Fehlersuche

Durch die Auseinandersetzung mit dem System Familie können sich nicht nur die Betroffenen neu kennenlernen, sondern auch alle anderen Familienmitglieder.

Essstörungen entstehen meiner These nach immer aus dem familiären System, völlig unabhängig davon, ob die Erkrankung in jungen oder späteren Jahren erstmalig auftritt. Darin liegt jedoch keine Schuldzuweisung, wie ich nochmals betonen möchte. Sie haben als Eltern oder Angehörige keine Schuld! Ich bin sicher, dass Sie als Eltern das Beste für Ihr Kind wollen, genau wie meine Eltern das auch wollten. Und ich möchte keineswegs ausblenden oder negieren, vor welchen Herausforderungen Eltern stehen und wie viel Druck auf den Schultern von Müttern und Vätern lastet. Erst recht, wenn sich in der Familie ein so schwerwiegendes Problem wie eine Essstörung auftut.

Bei der Auseinandersetzung mit familiären Beziehungen soll es nicht darum gehen, einen von Ihnen als »Problem« zu sehen, sondern sich gemeinsam mit der Frage auseinanderzusetzen, welche Funktion das dysfunktionale Verhalten im System der Familie hat. Das Einbeziehen der Angehörigen, Partner oder Eltern ist deshalb ein wichtiger Bestandteil der Therapie.

Dabei kommen mitunter auch Themen an die Oberfläche, die man nicht wahrhaben möchte oder selbst lange verdrängt hatte, darunter auch Traumata, die als individuelles Erbe von einer Generation an die nächste weitergegeben werden. Auch in den Familien, die die Kinder und Jugendlichen später selbst gründen, werden sich Kernthemen ihrer Kindheit wiederholen.

Viele Themen wie instabile Bindungen, Leistungsdruck oder unterdrückte Emotionen tauchen in dieser Auseinandersetzung immer wieder auf. Was nicht heißt, dass hinter jeder Erkrankung immer dieselben familiären Probleme stehen und beispielsweise jede Magersucht durch Leistungsdruck in der Familie verursacht ist. Aber es kann für alle Beteiligten hilfreich sein, sich anzusehen, welche Rolle diese Themen spielen. Die Auseinandersetzung damit ist sehr individuell und kann im Heilungsverlauf viel Zeit beanspruchen. Auch dafür ist es wichtig, das System Familie nicht an irgendeinem Ideal zu messen und Fehlerlosigkeit als das Maß aller Dinge zu sehen.

Schwächen und Fehler lassen sich in allen Familien finden. Außerdem haben wir beim Thema Ursachen und Auslöser bereits gesehen, dass für die Entstehung einer Essstörung viele Faktoren zusammenkommen müssen, darunter auch solche, die Sie nicht direkt beeinflussen können. Machen Sie sich also von dem Gedanken frei, allen Anforderungen gerecht werden zu wollen und die Schuld in eigenen Fehlern oder Versäumnissen der Vergangenheit zu suchen. Erlauben Sie sich stattdessen, nach vorn zu schauen, sich auf die Heilung auszurichten und daran zu glauben, dass Heilung möglich ist.

Ein Blick von oben

Stellen Sie sich vor, Sie betrachten Ihre Familie aus der Vogelperspektive. Sie sehen sich und alle anderen Familienmitglieder und beobachten ihr Verhalten, ihre Mimik und Gestik. Gibt es etwas, dass Sie verändern möchten? Lässt sich im Verhalten Ihres Kindes etwas erkennen, das nachvollziehbar macht, warum es sich so verhält?

Emotionale Balance

Auch unser Umgang mit Emotionen wird durch gesellschaftliche Normen und Rollenbilder geprägt, aber vor allem auch durch familiäre Traditionen und Regeln.

Kinder lernen aus dem Vorbild der Erwachsenen, wie sie selbst mit Emotionen umgehen (dürfen), welche Emotionen sie zeigen können oder unterdrücken müssen. Gerade Wut gehört zu den Gefühlen, die nicht gern gesehen sind und sich »nicht gehören«, selbst wenn sie gerechtfertigt ist. Das ist eine Erfahrung, die vor allem Mädchen machen. Dabei steckt in Wut eigentlich eine enorme und sehr gesunde Energie. Aber wir unterdrücken solche Emotionen, wenn wir die Reaktion eines Elternteils fürchten, oder wir machen uns ganz klein, damit Geschwister nicht eifersüchtig werden. Diese Anpassung ist wie ein Reflex, den wir als Kinder automatisch aktivieren, um unsere Bindung zu sichern (siehe dazu auch das Kapitel »Traumata« ab Seite 97). Unser Nervensystem steuert diese Reaktionen, weil es für unser Überleben und unsere Sicherheit verantwortlich ist und wir abhängig sind von dem Umfeld, in dem wir aufwachsen.

Wenn Kinder von klein auf eine Unterscheidung zwischen »richtig« und »falsch« und »guten« und »schlechten« Gefühle beigebracht wird, fällt es ihnen umso schwerer, Gefühle und Bedürfnisse unbefangen zu artikulieren, ja eigene Bedürfnisse überhaupt zu erkennen und ernst zu nehmen. Je normaler für sie das Verdrängen und Unterdrücken von Gefühlen ist, desto gewinnbringender erscheinen zum Beispiel bei der Magersucht alle Restriktionen und Zwänge. Die Essstörung schützt sie vor Gefühlen, die als nicht richtig gelten und die Gefahr bedeuten, weil sie schmerzhaft und überfordernd sind und ihnen das Gefühl geben, ganz klein zu sein und keine Kontrolle zu haben.

Kinder und Jugendliche mit einer Essstörung haben oft das Gefühl, eine bestimmte Rolle leben zu müssen. Sie haben regelrecht Angst davor, als negativ bewertete Emotionen wie Wut zu zeigen und dann herabgesetzt zu werden. Insofern ist die emotionale Struktur in einer Familie und die Art und Weise, wie die Familienmitglieder mit ihren Emotionen umgehen, ein einflussreicher Faktor.

Zeichen für eine gute emotionale Balance in der Familienstruktur

- Alle Familienmitglieder haben den Raum, Emotionen und Bedürfnisse zu äußern.
- Auch negative Emotionen wie Traurigkeit, Wut, Scham- und Schuldgefühle müssen nicht unterdrückt werden.
- Den Emotionen und Bedürfnissen der anderen wird mit Wertschätzung und liebevollem Respekt begegnet.
- Emotionen und Bedürfnisse werden als gleichberechtigt gesehen und nicht abgewertet oder abgewehrt, auch dann, wenn sie von außen nur schwer nachzuvollziehen oder nachzuempfinden sind.
- Die emotionale Realität anderer Familienmitglieder wird angenommen und nicht bestritten, auch nicht durch gut gemeinte Beschwichtigungen wie: »Das ist doch gar nicht so schlimm.« Oder: »Das wird schon wieder.«

Gerade der zuletzt genannte Punkt mag Ihnen als Eltern irritierend erscheinen. Aber es geht wie bei allen anderen Punkten auch darum, die Realität des Kindes nicht zu bewerten und Ihre Tochter oder Ihren Sohn selbst entscheiden zu lassen, was er oder sie fühlt und braucht. Wenn Sie sagen »ist doch gar nicht schlimm«, ist das, als dürften nur Sie festlegen, was schlimm ist oder nicht. Für das Kind entsteht auch daraus das Gefühl, nicht richtig zu sein oder falsch zu empfinden.

Der Wunsch nach Harmonie

Dem Ausleben von Emotionen steht oft der Wunsch nach Harmonie im Weg, auch im Hinblick auf das Bild, das man als Familie nach außen abgeben möchte. Leistungsansprüche und Normorientierungen definieren das Ideal einer bilderbuchmäßig guten Vorzeigefamilie. Vorhandene Konflikte, Trennungen oder das Auftreten von psychischen Erkrankungen oder einem Substanzmissbrauch stören dieses Bild und werden deshalb verborgen und totgeschwiegen. Und das gilt natürlich auch für eine Essstörung, die gern als Tabu gesehen und behandelt wird. Kinder und Jugendliche erleben dadurch die familiären Beziehungen und ihre eigene Beziehung zu den Eltern aber eben gerade nicht als harmonisch, sondern als unkalkulierbar und spannungsgeladen. Statt emotionale Nähe entstehen aus einem übergroßen Harmoniebedürfnis Druck und Distanz.

Mit dem heimlichen Essen und Übergeben halten die Betroffenen unbewusst das familiäre Heimlichkeitsmuster aufrecht. Die Sucht bleibt im Verborgenen, ebenso wie die damit verbundenen Schuld- und Schamgefühle. Auch in der Heilung sind diese Patienten bemüht, ein positives Bild zu wahren und bloß nicht negativ aufzufallen.

»Ich habe Angst, dass mich meine Mutter nicht mehr lieb hat, wenn ich zunehme.«

Madeleine hat in der Therapie gelernt und verstanden, dass ihre Essstörung sie vor einem großen Schmerz bewahrt. Obwohl sie schon lange von zu Hause ausgezogen ist, geht es immer noch um Themen ihrer Kindheit. Auf der Arbeit ist sie im permanenten Konkurrenzkampf mit ihren Kolleginnen.

»Ich möchte die Dünnste sein«, sagt sie. Auf meine Frage hin, welches Gefühl sie damit verbindet, als Einzige so dünn zu sein, kommen ihr als Erstes Macht und Stärke in den Sinn. Mit etwas Verzögerung fördern wir aber noch einen weiteren Aspekt zutage: Madeleines Angst, dass ihre Mutter sie nicht mehr lieb haben könnte, wenn sie zu dick ist. Je länger sie darüber nachdenkt, desto mehr wird ihr bewusst, dass sie Angst hat, mit einer Gewichtszunahme ihre Mutter zu enttäuschen.

Madeleine erinnert sich plötzlich an eine Situation, in der sie als Kind heimlich die Klamotten ihrer Mutter anprobierte. Sie schildert mir, wie sie vor dem Spiegel stand und ein Sommerkleid anprobierte, das ihr viel zu lang war, aber eine so wunderschöne Farbe hatte. Es war blau, blau wie der Ozean. Dann war ihre Mutter im Zimmer aufgetaucht und hatte verärgert gefragt, was sie da mache.

»Ich wollte dein Lieblingskleid anprobieren«, hatte Madeleine sich verteidigt und ihre Mutter hatte geantwortet: »Wenn du solche Kleider tragen willst, musst du besser aufpassen, was du isst.« Damit war sie aus dem Zimmer gestürmt und hatte Madeleine allein zurückgelassen.

Ich bitte Madeleine, mit der Erinnerung an dieses Geschehen in ihren Körper hineinzuspüren. Sie beschreibt ein Gefühl der Ohnmacht und Angst in ihrer Brust. Auf weitere Nachfragen stellt sie fest, dass sich die Angst vor einer Gewichtszunahme genau so anfühlt. Es ist dasselbe Gefühl!

Ich spüre, wie sich mit der Erkenntnis etwas in Madeleine löst. Sie versteht nun, wovor die Essstörung sie eigentlich schützen möchte. Den Rest der Stunde erlaubt sie ihrem Körper, diese Angst zu fühlen und die Tränen fließen zu lassen. Schließlich atmet sie tief aus. Sie weiß, dass sie immer noch einen langen Weg vor sich hat, aber sie fühlt sich anders, selbstbestimmter und stärker. Weil sie erkannt hat, was ihr Körper ihr eigentlich die ganze Zeit über sagen wollte.

Eine heile Welt voller Liebe

Die Sehnsucht nach Liebe und Harmonie ist besonders für Patienten und Patientinnen mit Bulimie oder einer Binge-Eating-Störung ein wichtiges Thema. In der Familiendynamik zeigen sich meist große Konfliktpotenziale, sowohl in den Beziehungen zwischen Eltern und Kind als auch zwischen Eltern und anderen Bezugspersonen wie den Großeltern. Besonders wenn es sich dabei um Bezugspersonen handelt, mit denen die Kinder viel Zeit verbringen, sind sie zwischen den verschiedenen Bindungspersonen hin- und hergerissen. Das viele Essen ist dann eine Art Nervennahrung im Ausgleich zu familiären Spannungen und dem Ballast, den sie mittragen müssen. Es wird mit Sicherheit und einem wohligen Gefühl verbunden.

In meiner Arbeit durfte ich einige Frauen mit einer Binge-Eating-Störung begleiten, die mir geschildert haben, dass sie das Gefühl haben, mit dem Essen ein »Loch im Inneren« zu stopfen. Sie erleben das Essen als Befriedigung und Spannungsabbau und sind gleichzeitig auf der Suche nach etwas, das sie schwer beschreiben können. Manchmal ist das auch mit frühen Kindheitserfahrungen und Erinnerungen verbunden, zum Beispiel mit der heilen Kindheitswelt bei Oma. Hausgemachtes Essen und große Portionen werden mit dem Gefühl der Liebe und Fürsorge in Verbindung gebracht und das Essen spendet dann denselben Trost wie eine liebevolle Umarmung. Vor allem süße und cremige Produkte werden als sehr trostreich empfunden.

Perfektionismus und Leistungsdruck

Wenn Anpassung und Leistung einen so hohen Stellenwert haben, gibt das Kindern oft das Gefühl, sich Liebe, Aufmerksamkeit und Zuwendung durch Leistung verdienen zu müssen.

In Familien, in denen eine Essstörung auftritt, lässt sich oft beobachten, dass Kontrolle und Leistung einen hohen Stellenwert haben. Meist ist ein Elternteil – manchmal sind es auch beide Eltern – mit einem hohen Leistungsdruck aufgewachsen und gibt das an die Kinder mehr oder minder unbewusst weiter. Auch eigene nicht verwirklichte Wünsche und Träume sollen unbewusst über das Kind nachgeholt werden. In den Bindungen und Beziehungen zeigen sich dadurch oft Schwankungen und Ambivalenzen. An der einen Stelle werden die Bedürfnisse des Kindes erfüllt, an der anderen erscheint Leistung als Voraussetzung für Liebe und Zuwendung.

Kinder lernen daraus, dass sie sich Liebe, Aufmerksamkeit und Zuwendung durch Leistung verdienen müssen. Dabei tendieren sie zu Perfektionismus, streben nach einem Ideal und haben Mühe, die eigene Leistung jemals als gut genug einzustufen. Sie leben häufig nach dem Motto »Ich muss die/der Beste und besonders sein« und sehen sich in der ständigen Verantwortung, alles richtig zu machen – sowohl für sich selbst als auch für die gesamte Familie. Dabei sind Veränderungen im System Familie und damit auch Schwankungen in der familiären Harmonie durchaus normal. Aber Kinder können das nicht erkennen und geben sich selbst die Schuld, besonders wenn die Eltern sich trennen.

Da sie es den anderen beziehungsweise den eigenen Eltern unbedingt recht machen wollen, lernen sie, sich anzupassen und eigene Bedürfnisse zurückzustecken. Das Unterdrücken von Bedürfnissen und Gefühlen scheint richtig und normal. Verzicht ist normal, ja sogar etwas, das belohnt wird. Dieses Verhalten spiegelt sich in der Restriktion, die zur Magersucht gehört.

»Ich leistete, bis nichts mehr ging.«

Ich erinnere mich noch gut an die Plötzlichkeit meines Burn-outs. Er schlug mit 21 Jahren wie eine enorme Welle über mir zusammen. Dabei kann ich im Rückblick durchaus erkennen, dass es Vorwarnzeichen gab und sich schon Jahre vorher gezeigt hat, dass sich mein Leistungslevel nicht mehr lange halten ließ. Doch in meinem Kopf regierte der Anspruch: »Gut reicht nicht aus, es gibt immer ein Noch-besser.«

Leistung war für mich seit frühester Kindheit mit Anerkennung und Aufmerksamkeit verknüpft. In dem Glaubenssatz »Ich tauge zu nichts« manifestierte sich meine schlimmste Angst und ich tat alles dafür, dass er durch nichts bestätigt wurde. Ich rannte durch das Hamsterrad weiter und weiter, bis mich eines Tages meine Dozentin fragte: »Schaffen Sie die Herausforderungen oder geht eigentlich gerade überhaupt nichts mehr?«

Damit brach mein Kartenhaus zusammen und ich verneinte mit einem dicken Kloß in meiner Kehle. Erst durch diese simple Frage wurde mir bewusst, dass gerade gar nichts mehr ging. Ich zitterte und bebte am ganzen Körper und konnte gar nicht mehr aufhören zu weinen. Es war der Moment einer Wende, den Leistungsgedanken endlich aufzugeben und mich zu retten.

Grenzen und Abgrenzungen

Mit einer Essstörung schaffen die Betroffenen eine Abgrenzung, wo ihnen Grenzen gefehlt haben – auch den Rollen gegenüber, die sie im System Familie haben.

Besonders magersüchtige Kinder sind von Natur aus sensibel und empathisch. Sie gelten als »brave und liebe Kinder«, weil sie sehr nach außen orientiert sind, auf die Bedürfnisse der anderen achten und sich eher unterordnen. Wie wir bereits gesehen haben, sichern sich Kinder in der Eltern-Kind-Beziehung auf diese Weise Wohlwollen und Zugehörigkeit. Wenn Bezugspersonen auf ihre Gefühlsausbrüche mit Schimpfen oder auch nur mit einem strafenden Blick reagieren, fühlen sie sich beschämt und traurig. Wenn in der frühen Entwicklungsphase eines Kindes die Fähigkeit zum Perspektivwechsel noch fehlt, schlussfolgert es: »Meine Wut macht Papa traurig.« In dieser Vermischung fehlt die gesunde Abgrenzung. Sie kommt zu kurz, wenn Kinder ihre Gefühle unterdrücken und bei eigenen Bedürfnissen zurückstecken müssen. Eine Essstörung ist dann ein Bewältigungsversuch: Statt die eigentlichen Bedürfnisse zu artikulieren und Grenzen zu setzen, werden bei Binge Eating und Bulimie Ärger und Frust hinuntergeschluckt. Die vorhandene Anspannung, die das Unterdrücken von Gefühlen und die Grenzüberschreitungen verursachen, entlädt sich in einem Essanfall oder im Erbrechen. Für Magersüchtige ist die radikale Kontrolle über den eigenen Körper hingegen ein Versuch, sich ein Stück Autonomie zu schaffen.

Auch für mich persönlich hat das Setzen beziehungsweise das fehlende Setzen von Grenzen eine große Rolle gespielt. Ich musste früh erwachsen werden und hatte viel Freiräume, aber sie waren an gute Leistungen in der Schule geknüpft und daran, dass alle anderen mit mir zufrieden waren. Wie hätte ich also lernen sollen, es mir selbst recht zu machen? Und wie hätte ich mit mir selbst zufrieden sein können, wenn alle anderen es nicht waren? Die Parallelwelt der Essstörung war insofern auch eine gewisse Rebellion, um zu zeigen, dass ich endlich selbst über mich und mein Leben bestimmen wollte. Und damit bin ich selbstverständlich keine Ausnahme. Gerade bei überbehüteten Kindern lässt sich diese sehr aktive Form der Grenzsetzung häufig beobachten.

Zu einengenden Rollen und Dynamiken im System Familie gibt oft die Rangfolge der Geschwister aufschlussreiche Antworten: Das kleine Nesthäkchen, das zu viel ängstliche Aufmerksamkeit bekommt, kann sich erdrückt fühlen und sich nach der Frei-

Grenzverletzende Erfahrungen

- körperliche Gewalt
- emotionale Gewalt wie Wut, Ghosting oder Mobbing
- Regeln oder Verbote, wie Kinder den eigenen Körper zeigen sollen/dürfen
- die immer wiederkehrende Anforderung, das eigene Temperament zu zügeln (nicht zu viel, nicht zu laut sein)
- fehlender Freiraum für das Äußern von Gefühlen
- ein Übermaß an Kontrolle durch Misstrauen und Ängste

heit der großen Geschwister sehen. Für ein älteres Kind, dem die Rolle des Vernünftigen zukommt, kann der Wunsch sein, sich auch mal fallen lassen oder negativ auffallen zu dürfen und nicht immer alles gut machen zu müssen. Sie alle sollten (mehr) Raum haben. Das Essen oder Nicht-Essen ist dann eine Form der Verweigerung, durch die die Betroffenen signalisieren: »Ich brauche mehr Raum«, »Ich will nicht länger so sein« oder »Mir schmeckt das nicht mehr«.

Mutter und Kind

Für eine gesunde Entwicklung des Kindes spielen Mütter als die allerersten Bezugspersonen natürlich eine entscheidende Rolle. Wenn sie jedoch selbst traumatische Erfahrungen gemacht haben, geben sie das unbewusst an ihre Kinder weiter. Schon in der Schwangerschaft können sich mütterlicher Stress und Unruhe auf das kindliche Nervensystem auswirken. Auch Väter können eigene Traumata oder grenzverletzende Erfahrungen aus der Kindheit an die eigenen Kinder übertragen, leben das aber meist eher in Form von einer größeren Distanz aus, einem weniger emotional oder sogar abweisend erscheinenden Verhältnis. Bei Müttern äußern sich traumatische Erfahrungen meist durch Überbehütung und Sorge. Wenn sie jedoch in ständiger Angst um ihr Kind kreisen, es kontrollieren oder immer wieder mahnen, es müsse aufpassen, tun sie des Guten zu viel.

Angst in der richtigen Dosis ist wichtig, um das Kind zu schützen, und Kinder brauchen diesen Schutz und das Behütetsein. Sie brauchen eine sichere Beziehung zur Mutter, aber sie brauchen auch Grenzen und Abgrenzungen. Und Mütter brauchen dies ebenfalls. Beide Seiten müssen den Raum haben, eigene Bedürfnisse zu äußern.

Überbehütende Mütter »überfüttern« ihr Kind mit Fürsorge und geben ihm zu wenig Freiraum, sich selbst auszuprobieren und eigene Erfahrungen zu machen. Die emotionale Abgrenzung, die ein wichtiger Entwicklungsschritt beim Erwachsenwerden ist, kann das Kind so nur schwer schaffen. Das Hungern bei einer Magersucht ist dann ein verkörpertes »Nein« zu diesem Übermaß an Sorge und Angst.

Das Verhältnis zwischen Mutter und Tochter ist oft eng, sodass Töchter eigene Bedürfnisse und Ansprüche kaum äußern und ihre Autonomie durch Ängste und Fürsorge beschnitten wird. Gerade wenn Mütter selbst in einem Zwiespalt mit dem eigenen Körper sind und/oder als Kind Restriktionen und Verunsicherungen in Bezug auf den eigenen Körper und das Sich-Zeigen-Dürfen erlebt haben, liegt der Fokus von Überbehütung und Ängsten stark auf Fragen der körperlichen Entwicklung, Ernährung und Gesundheit. Mütter übernehmen deshalb oft eine Kontrollfunktion über die gesamte Familie. Wenn Kinder dann mit Rebellion reagieren, mit schlechten Leistungen in der Schule, Emotionsausbrüchen oder gegen sich selbst gerichtete Aggressionen, sind das oftmals die Vorboten einer Essstörung. Denn Kinder müssen sich austesten und Fehler machen dürfen. Besorgte, behütende Mütter müssen aushalten können, dass das eigene Kind auch mal »hinfällt« und sich wehtut. Jeden Fehler und jedes Hinfallen verhindern zu wollen, nimmt den Kindern den Raum, sich unbefangen und selbstsicher zu entwickeln.

Im Schatten – das Geschwisterkind

Existieren im System Familie noch Geschwisterkinder, sind diese oft die stillen Leidtragenden.

Je schwerwiegender Krankheitsbilder und Symptome sind, desto themenfüllender sind sie oft. Besonders am Anfang scheint sich alles nur noch um das kranke Kind zu drehen. Das ist für das betroffene Kind sehr belastend, aber auch für die Geschwisterkinder. Sie müssen im Hintergrund plötzlich viel mehr Verantwortung tragen und sich um viele Dinge selbst kümmern. Besonders für jüngere Geschwister ist schwer greifbar, was passiert und warum ihnen Aufmerksamkeit und Unterstützung entzogen wird, die sie ebenfalls noch zum Großwerden benötigen. Für Eltern wiederum ist es eine Mammutaufgabe, allen Bedürfnissen und Anforderungen gerecht zu werden.

Auch für die Beziehung der Geschwister untereinander ist die Krankheit eine Belastung. Geschwisterkinder leiden häufig unter den Veränderungen im Verhalten von Schwester oder Bruder. Sie erleben immer öfter geschlossene Türen, Rückzug und Geheimnisse, sie fühlen sich abgewiesen und sehnen sich nach der früheren Verbindung. Sie sehen sich einerseits in einer Verantwortung für das kranke Geschwisterkind, trauen sich aber andererseits nicht, um Hilfe zu bitten, um die Beziehung zu Schwester oder Bruder nicht zu gefährden. In dieser Grenzsituation fällt es ihnen schwer, eigene Bedürfnisse und Wünsche auszusprechen, sie ziehen sich tendenziell eher zurück, leiden aber im Hintergrund. Manchmal sind sie auch stolz oder neidisch auf das, was das andere Kind macht, wie dessen Körper aussieht, auf die Auf-

Hinweise für Eltern im Umgang mit Geschwisterkindern

- Nehmen Sie sich ganz bewusst Zeit für das Geschwisterkind. Ob sie zu Hause bleiben oder etwas unternehmen: Hauptsache, Sie schenken dem Geschwisterkind Ihre volle Aufmerksamkeit.
- Erklären Sie ganz offen, was die Essstörung mit Bruder oder Schwester macht und warum er/sie sich deshalb anders verhält. Machen Sie deutlich, dass das Geschwisterkind daran keine Schuld trägt.
- Vermeiden Sie möglichst Sonderregeln für das kranke Kind. Kranke Kinder fühlen sich schuldig, Geschwisterkinder sehen sich ungerecht behandelt, besonders wenn ihnen Privilegien genommen oder beschnitten werden, die sie als ältere Kinder normalerweise hätten.
- Führen Sie Familienrunden ein, bei denen sich alle Familienmitglieder an einen Tisch setzen, um offen zu besprechen, was gerade gut klappt und was verändert werden darf.
- Die Botschaft an alle Familienmitglieder und besonders an die Kinder sollte sein: »Wir schaffen das gemeinsam und auch diese Phase geht vorbei.«

merksamkeit, die es daraus gewinnt, und auf die vermeintliche Perfektion. Nicht selten rutschen deshalb Geschwisterkinder später selbst in eine Essstörung.

Auch die Gefahr einer Co-Abhängigkeit ist für das Geschwisterkind vorhanden – und für alle anderen Familienmitglieder ebenfalls. Aus der Angst heraus, alles noch schlimmer zu machen, versuchen Eltern und Geschwister manchmal, dem erkrankten Kind alles recht zu machen. Doch dadurch wird die Essstörung quasi zum »Familienoberhaupt«. Sie bestimmt die Regeln bei Tisch und legt fest, was, wann und wie gegessen werden darf, welche Lebensmittel eingekauft oder aus Angst vor Essanfällen nicht mehr eingekauft werden. Auf diese Weise sind auch die Angehörigen sehr schnell Teil der Essstörung. Hier hilft, über die Bedürfnisse aller Kinder, aber auch die der Eltern zu kommunizieren. Wenn jedes Familienmitglied aussprechen darf, was ihn oder sie stört und welche Wünsche und Bedürfnisse da sind, kann die Familie gemeinsam daran wachsen.

»Ich bin die große Schwester, die beschützen muss.«

Lisa ist permanent auf einem hohen Anspannungslevel. Ihre Augen wandern unruhig durch den Raum, so als scanne sie ständig ihre Umgebung. In ihrem Alltag ist sie auf Perfektion getrimmt. Sie kennt es nicht anders. Auch als inzwischen erwachsene Frau ist sie auf Leistung fokussiert und berichtet am Ende des Tages ihrem Partner davon, was sie alles geschafft hat.

Auf die Frage, warum sie glaubt, täglich Rapport darüber erstatten zu müssen, was und wie viel sie getan hat, antwortet Lisa: »Das war für mich immer so. Unser Vater wollte jeden Abend wissen, was wir geleistet hatten.«

»Und wie fühlt es sich an, deinem Partner jeden Abend auf diese Weise von deinem Tag zu erzählen?«, frage ich sie.

»Als wäre ich wieder die große Schwester, die ständig abliefern muss, damit Papa zufrieden ist.«

Je genauer wir uns ihre Beziehung anschauen, desto deutlicher erkennt Lisa, wie sehr ihr Denken und Handeln von der Forderung nach Leistung und Erfolg ihres Vaters beeinflusst ist. Lisas Nervensystem spult automatisch ein Muster aus der Vergangenheit ab, als wäre ihr Vater noch immer da und würde über ihr Leben bestimmen. Auf die Frage, für wen sie das tut, antwortet Lisa spontan: »Für mich. Das mache ich, damit ich mich gut genug fühle.«

Doch bei genauerem Nachfragen und Nachdenken fällt es ihr schließlich wie Schuppen von den Augen. »Ich leiste das alles nicht für mich, sondern für meine kleine Schwester! Damit unser Vater nicht tobt, wütend wird und sie und mich anschreit.«

»Erlaube den Tränen, da zu sein«, sage ich beruhigend, als Lisa zu weinen beginnt. »Ihr seid heute sicher!«

Denn Lisa und ihre Schwester sind sicher. Sie haben beide keinen Kontakt mehr zu ihrem Vater und wohnen weit voneinander entfernt. Mit der Erkenntnis und dem Spüren, dass heute gar keine unmittelbare Gefahr mehr droht, kommt Lisas Körper im Hier und Jetzt an. Die Nähe zu ihrem Vater und seinen Forderungen ist in der Realität nicht mehr vorhanden und auch ihrer Schwester geht es gut. Die Gefahr von damals ist vorbei.

Dauerhaft im Überlebensmodus

Lisas Beispiel zeigt, wie nachhaltig die Prägungen aus unserer frühen Kindheit fortwirken und auch die Beziehungen beeinflussen, die wir als Erwachsene führen. Nicht immer können wir uns so wie Lisa bewusst daran erinnern, wo bestimmte Muster herkommen, und müssen auf der Suche nach den Ursprüngen auch unseren Körper miteinbeziehen. Wir müssen das Körpergedächtnis »befragen«, wenn unser bewusster Verstand sich nicht mehr erinnern kann.

Lisa leidet unter einem Bindungstrauma. Sie hat in ihrer Kindheit viel Leistungsdruck und eine unsichere Bindung zu ihrem Vater erlebt. Ihr Nervensystem hat deshalb eine Strategie entwickelt, um das fehlende Sicherheitsgefühl zu erzeugen und auf diese Weise sich und ihre Schwester zu schützen. Mit Perfektion und Leistung und einem täglichen Rechenschaftsbericht sorgt Lisa ihrem Gefühl nach dafür, dass nichts Schlimmes passieren kann. Auch durch ihre Essstörung erbringt sie Leistung und schafft Stabilität. Ihr inneres Notfallprogramm ist so automatisiert, dass sie es weder durchschaut noch infrage stellt.

Sie hat gelernt und verinnerlicht, sich erst um andere kümmern zu müssen, in dem Fall um ihre Schwester. Ihre eigenen Bedürfnisse und das Gespür für den eigenen Körper und seine Grenzen sind ihr verloren gegangen. Auf dem Weg der Heilung und in der Aufarbeitung von Bindungstraumata lässt sich dieses Gespür jedoch neu erarbeiten und wiederherstellen.

Hinweise für Geschwisterkinder

- Erlaube dir darüber mit deinen Eltern oder auch mit Freunden zu sprechen, wenn du bei deiner Schwester/deinem Bruder plötzliche Veränderungen im Essverhalten oder im Körpergewicht bemerkst.
- Sprich offen über *deine* Gefühle. Du darfst deine Sicht liebevoll und einfühlsam immer äußern, auch wenn du das Essverhalten deines Bruders/deiner Schwester kritisch siehst.
- Sage offen, was du dir von deiner Schwester/deinem Bruder wünschst und wie wichtig sie/er für dich ist.
- Mach dir keine Vorwürfe, weil ein Geschwisterkind krank geworden ist. Du hast daran keine Schuld!
- Passe dein Essverhalten nicht an das deiner Schwester oder deines Bruders an.
- Beziehe deine Schwester/deinen Bruder in Aktivitäten mit ein, die euch beiden Freude machen und ein Gegengewicht zu den Alltagsproblemen schaffen.

Reden oder schweigen?

Schweigen ist schmerzhaft, Reden birgt die Gefahr, genauso schmerzhaft zu sein. Beim Thema Gewicht und Körper legt die Essstörung jedes Wort buchstäblich auf die Goldwaage.

Eine Essstörung innerhalb und außerhalb der Familie zu thematisieren, ist eine große Herausforderung. Sie besteht darin, die Krankheit nicht zu sehr in den Mittelpunkt des Geschehens zu rücken, aber auch nicht so zu tun, als wäre sie nicht da. Es ist wichtig, die Krankheit und ihre Gefahren ernst zu nehmen und nicht zu bagatellisieren, aber auch die Grenzen des Kindes zu respektieren und nicht zusätzlich Druck auszuüben. Über die Krankheit zu sprechen gleicht deshalb oft einem Weg über ein Minenfeld. Selbst wenn Eltern und Angehörige versuchen, emotionale Unterstützung zu leisten, birgt jeder Satz die Gefahr eines emotionalen Ausbruchs. Deshalb nicht darüber zu reden ist dennoch keine Lösung, denn das unterstützt die Betroffenen darin, die Krankheit zu verheimlichen, und suggeriert, dass das gestörte Essverhalten normal ist und nicht »nennenswert«.

Kinder und Jugendliche wollen einerseits in Ruhe gelassen und nicht auf ihr Essverhalten angesprochen werden, brauchen aber andererseits Hilfe und leiden darunter, wenn niemand sie sieht. Schweigen ist schmerzhaft, Reden birgt die Gefahr, genauso schmerzhaft zu sein. Beim Thema Gewicht und Körper legt die Essstörung jedes Wort buchstäblich auf die Goldwaage. Der Versuch, etwas Nettes zu sagen, kann vollkommen fehlschlagen, weil die Denkvorgänge der Betroffenen für Außenstehende nur schwer nachvollziehbar sind. Siehe dazu auch die Tabusätze in der Essstörung auf Seite 177.

Eltern sind oft hin- und hergerissen zwischen dem Bewusstsein, geduldig und ganz behutsam vorgehen zu müssen, und dem Handlungsdruck, den sie spüren. Denn natürlich sind sie in großer Sorge angesichts der körperlichen Veränderungen und der Gefahren, die mit einer Essstörung einhergehen. Wenn das Kind (noch) nicht bereit ist, die Auswirkungen und Risiken seines Verhaltens zu sehen, sorgt das umso mehr für Spannungen und Konflikte. Das Thema Ernährung gerät in Familien mit essgestörten Kindern oft für lange Zeit zum Kampfthema.

Auch ich habe nicht für alles eine Lösung oder gar kein Patentrezept und kann Ihnen nur Orientierung geben. Gehen Sie nicht davon aus, dass jedes Gespräch gelingen *muss*. Kommunikative Fehlschläge und Rückschläge werden sehr wahrscheinlich nicht ausbleiben. Üben Sie möglichst wenig Druck aus und kritisieren Sie das Essverhalten Ihres Kindes nicht, denn das ist besonders kontraproduktiv. Es treibt Betroffene nur noch mehr in die Arme der Krankheit. Alle zwanghaften Muster sind nur schrittweise veränderbar und erfüllen auch auf dem Weg der Heilung noch lange die Funktion, sich sicher und gut genug zu fühlen. Es sollte auch in der Kommunikation nicht vordergründig um das Essen gehen und nicht darum, das Essverhalten Ihres Kindes zu kontrollieren, sondern ihm dabei zu helfen, die Kontrolle über das eigene Essverhalten wieder zurückzugewinnen.

Wichtig ist, dass Sie Themen nicht ausklammern oder verschweigen, auch wenn es um eigene Probleme oder traumatische Erfahrungen geht, die meist ein gut gehütetes Familiengeheimnis sind. Kinder spüren das trotzdem, genauso wie sie Streitigkeiten spüren, die heimlich ausgetragen werden. Im Vergleich zu Erwachsenen sind ihre Gefühlsantennen sensibler und sie kriegen sehr genau mit, was um sie herum passiert und auch, was Mama oder Papa belastet. Wenn darüber nicht gesprochen werden darf oder ein Elternteil diese emotionale Welt für sich ablehnt, löst das Verunsicherungen und Frustrationen aus. Aus dem Schweigen lernen Kinder, dass das Spüren von bestimmten Gefühlen nicht gut ankommt und besser vermieden werden soll. Wenn die Dinge nur schwer greifbar sind, sind sie oft verunsichert und fühlen sich schuldig. Sie sehen sich selbst oder das eigene Verhalten als das Problem. Je mehr die Fähigkeit zum Perspektivwechsel (noch) fehlt, desto weniger können sie sich in andere Personen hineinversetzen und darüber entscheiden, ob sich deren Verhalten und das Gesagte auf sie bezieht oder nicht.

Mein Kind ist krank

Eine Essstörung ist eine schwerwiegende Erkrankung, aber ein Kind, das essgestört ist, ist nicht *nur krank*. Gesundheit bedeutet nicht die komplette Abwesenheit von Krankheit und Leid. In der Auseinandersetzung mit der Essstörung ist es wichtig, die Betroffenen nicht nur auf die Krankheit zu reduzieren. Eine Seite in Ihrem Kind hat ein Problem, das sich auf diese Weise äußert. Demgegenüber stehen andere, gesunde Anteile. Denn wie wir schon gesehen haben, haben wir alle verschiedene Anteile in uns: Anteile, die aus unserer Kindheit kommen, aus der Jugend oder dem Erwachsenenleben, und Anteile, die dafür sorgen, dass wir Krisen bewältigen können und überstehen.

Der systemische Ansatz sieht Diagnosen deshalb eher kritisch. Denn auch wenn das Problem damit einen Namen hat, ist es ein unsichtbarer Stempel auf der Stirn des Kindes. Hintergründe und Ursachen im System Familie bleiben unberücksichtigt und der Blick auf die Krankheit gerät zu eindimensional: Das Kind erscheint als *das Problem*. Und genau dieses Denken verschlimmert natürlich die Lage. Je tiefer die Betroffenen in der Krankheit stecken, desto mehr macht es ihnen Angst, über *das Problem* auch nur nachzudenken. Sie brauchen alles andere, als das Gefühl zu haben, selbst dieses Problem zu sein. Vermitteln Sie also das Gegenteil: *Wir haben ein Problem* und wir werden es gemeinsam als Familie lösen. Dadurch sagen Sie Ihrem Kind: »Du *bist nicht das Problem*. Und wir lassen dich nicht hängen, sondern wir alle sind Teil der Lösung.«

Familienkommunikation

Zeigen Sie Ihrem Kind also in den Gesprächen über das Thema Essen und Essstörung, dass es nicht allein ist. Dass Sie als Familie hinter ihm stehen und das Problem gemeinsam angehen werden. Sinnvoll ist, wenn sich die ganze Familie regelmäßig zusammensetzt, zum Beispiel in Form von kleinen Feedbackrunden. Bei diesen Gelegenheiten sollten alle Familienmitglieder den Raum haben, sich zu äußern und darüber zu sprechen, was sie oder ihn gerade beschäftigt. Sinnvoll ist, wenn dabei weder das Thema Essen noch Gewicht im Vordergrund stehen, sondern die Stimmung in der Familie und die momentane Gefühlslage jedes Einzelnen. Sorgen im Hinblick auf das körperliche oder seelische Befinden des kranken Kindes sollten alle Beteiligten möglichst als Ich-Botschaften formulieren, damit sie nicht als Vorwurf aufgefasst werden. Zum Beispiel: »Ich habe das Gefühl, dir geht es in letzter Zeit nicht so gut.« Vielleicht reagiert das betroffene Kind darauf überrascht oder sogar mit Wut und Verleugnung. Das ist okay. Erwarten Sie nicht sofort eine offene und reflektierte Auseinandersetzung, aber ermuntern Sie Ihr Kind immer wieder, über das, was es bedrückt, zu sprechen.

Dass Kinder (und auch Erwachsene) mit einer Essstörung anfangs selbst das Offensichtliche abstreiten und nicht sehen wollen, ist sehr typisch. Darauf kommen wir im Kapitel »Erkenntnis ist der erste Schritt« ab Seite 150 noch zurück. Fassen Sie das nicht als Unbelehrbarkeit oder mangelnde Einsicht auf. Das alles braucht seine Zeit! Seien Sie in erster Linie da, emotional und körperlich. Und fragen Sie nach, wie es aus Sicht des Kindes besser laufen kann, was es von Ihnen und den anderen Familienmitgliedern dazu braucht. Geben Sie Ihrem Kind dafür den Halt und die Sicherheit, die es selbst (noch) nicht fühlen kann.

Auf dem Weg der Heilung muss niemand für sich allein kämpfen, er bietet sogar die Chance, sich als Familie neu zu finden. Vielleicht ist die Essstörung ein Signal, das zutage fördern kann, was im System gerade nicht gut läuft. Dann liegt eine große Chance darin, sich zu fragen: Wie wollen wir als Familie leben? Was sind Werte und Grundsätze, die für uns wichtig sind und die uns verbinden?

Hilfreiche Kommunikationsregeln

- Vermeiden Sie Vorwürfe und Schuldzuweisungen!
- Konfrontieren Sie Ihr Kind nicht mit Ermahnungen wie: »Iss richtig!« oder »Lass dieses Verhalten!«
- Formulieren Sie Sorgen und Ängste als Ich-Botschaften.
- Fragen Sie nach, statt zu fordern.
- Nehmen Sie die Ängste und Verunsicherungen Ihres Kindes ernst. Signalisieren Sie, dass diese Emotionen Raum haben und gezeigt werden dürfen.
- Zeigen Sie Wertschätzung und Akzeptanz. Sehen Sie die Essstörung als das, was sie ist: ein Lösungsversuch für ein Problem, mit dem Ihr Kind zu kämpfen hat.
- Sollte sich Ihr Kind abwertend über den eigenen Körper oder das eigene Verhalten äußern, übernehmen Sie das nicht!
- Versuchen Sie, ermutigend zu sein, zum Beispiel mit Sätzen wie: »Ich bin stolz auf dich.«
- Sprechen Sie behutsam das Thema Hilfe und Heilung an.

- Kommentieren Sie Essverhalten und Gewicht so wenig wie möglich, vor allem nicht bei Tisch.
- Verzichten Sie auf Vergleiche, was und wie Ihr Kind früher gegessen hat.
- Helfen Sie mit Vertrauen und Einfühlungsvermögen. Geben Sie eine Richtung vor, überfordern Sie Ihr Kind aber nicht durch Druck oder Angstbilder.
- Versuchen Sie, zu differenzieren zwischen der Stimme der Essstörung und Ihrem Kind, zum Beispiel durch: »Diese Stimme ist gerade die Essstörung in dir. Was möchtest du aber?«

Mehr dazu auch beim Thema »Tabusätze in der Essstörung« auf Seite 177.

5

Wege zur Heilung: Gemeinsam als Familie helfen

Wo immer Sie im Prozess der Erkrankung und/oder Heilung stehen: Die Essstörung hat Ihnen ganz sicher schon jede Menge Geduld abgefordert. Aber die Heilung braucht Zeit und Geduld, sie ist kein Sprint, sondern eher ein Marathon. Sie müssen sich gemeinsam mit Ihrem Kind durch jede einzelne Etappe hindurchkämpfen. Zeigen Sie Geduld und Durchhaltevermögen!

Was jetzt? Klinik oder ambulant?

Wir brauchen von Anfang an einen individuelleren und ganzheitlichen Ansatz und müssen weg von der Stigmatisierung der Krankheit.

Mit der Diagnose einer Essstörung stellt sich im nächsten Schritt die Frage, welcher Weg für Ihr Kind der richtige ist. Sofern schwerwiegende körperliche Symptome vorhanden sind, muss Ihr Kind schnellstmöglich in eine Klinik. Speziell für stark magersüchtige Patienten und Patientinnen *muss* eine Gewichtsregulation zunächst im Vordergrund stehen und die Klinik ist der erste und oftmals lebensrettende Schritt, weil die Betroffenen eine intensive und manchmal auch intensivmedizinische Betreuung brauchen.

Doch ein Klinikaufenthalt ist ebenso wie die Arbeit am Essverhalten nur ein Teil der therapeutischen Arbeit. Mit der Klinik allein ist es nicht getan, denn »raus aus der Klinik« heißt nicht zwangsläufig »raus aus der Essstörung«, sondern viel zu oft »hinein in den Rückfall«. Solange die darunterliegenden Themen nicht hinreichend bearbeitet sind und sich zu Hause nichts geändert hat, rutschen die Betroffenen nach der Entlassung schnell in alte Muster. Vor allem wenn sie nicht in die Klinik wollten, sind erzielte Erfolge kurzlebig. Bei Magersüchtigen geht das Gewicht schnell wieder runter, oftmals sogar ein paar Kilo unter dem Gewicht der Einlieferung. Der Kreislauf beginnt von Neuem … bis zur nächsten Einweisung.

Die Klinik ist nicht schlecht, verstehen Sie mich nicht falsch. Doch für die Bearbeitung von individuellen Ursachen und Auslösern ist dort zu wenig Raum und auch Zeit, was an unserem Gesundheitssystem insgesamt liegt und nicht nur an den therapeutischen Konzepten einzelner Kliniken. Aber auch mit einer fortschrittlichen therapeutischen Ausrichtung sind in Kliniken das Körpergewicht und Essverhalten der Taktgeber, nach denen sich Behandlungs- und Tagespläne, Essenspläne, Bewegungspläne und so weiter richten. Die Betroffenen müssen diese Pläne fremdbestimmt abarbeiten und sehr viel Kontrolle abgeben. Was aus meiner Sicht eher ein Zuckerbrot-und-Peitschen-Modell ist und kein ganzheitlicher Ansatz. Und auch wenn dadurch auf der Verhaltensebene einige Probleme gelöst werden können, ist die Wurzel nach wie vor krank und die Symptome zeigen sich oft später auf einer anderen Ebene, zum Beispiel dadurch, dass Betroffene das Suchtbild wechseln und von einer Magersucht in die Bulimie rutschen oder umgekehrt.

Die gesamte Problematik mit einer Klinikeinweisung nach außen zu verlagern, löst keine der eigentlichen Ursachen, zumal das Kind nicht zwingend der Problemträger ist. Es wird sich aber noch mehr als Problemträger fühlen und der Sprung zurück in den Alltag wird ihm umso schwerer fallen. In einer Klinik leben die Betroffenen als »Kranke« in einer eigenen Welt, fernab von den Nicht-Kranken und »Normalen da draußen«. Was die gefühlte Diskrepanz zwischen den anderen und dem eigenen »nicht richtigen« Selbst zusätzlich verstärkt.

Wann immer der körperliche Zustand und der Schweregrad der Erkrankung das zulassen, plädiere ich deshalb für eine ambulante Therapie. Auf Essstörungen spezialisierte Beratungsstellen sind in der Regel ein guter erster Anlaufpunkt, um darüber zu entscheiden, welche Therapie für Ihr Kind sinnvoll ist. Dazu gehört auch der Blick auf eventuelle Begleiterscheinungen, die therapeutisch behandelt werden müssen, zum Beispiel Depressionen, Alkoholprobleme oder Suchterkrankungen.

Leider kommt es auch in der ambulanten Therapie vor, dass das Körpergewicht im Vordergrund steht und Patienten mit einem zu niedrigen Gewicht abgewiesen werden, weil sie erst zunehmen sollen. Als wäre Therapie nur mit Normalgewicht möglich! Damit setzen Ärzte und Therapeuten fort, was die Betroffenen ohnehin schon tun: sich selbst nach dem eigenen Körpergewicht zu kategorisieren. Es bestätigt Erwachsene und Kinder mit einer Essstörung in ihrer Angst vor dem Zunehmen und fördert den vergleichenden Blick auf die gesunden oder auf

Heilungsverlauf

Phase 1:

In dieser Phase geht es vor allem um Krankheitseinsicht und den Willen und die Motivation, Hilfe anzunehmen.

Phase 2:

Arbeit auf der Verhaltensebene: Normalisierung von Gewicht und Essverhalten sowie bei Magersucht und Bulimie Konfrontation mit dem extremen Hunger. Aufbau einer bedarfs- und bedürfnisgerechten Ernährung.

Phase 3:

Arbeit an Ursachen und Wurzeln, unter Einbeziehung des Systems Familie. Selbstwertstärkung, Körperarbeit, Verbesserung von Körperwahrnehmung und Selbstregulation. Falls nötig parallel dazu: Behandlung begleitend auftretender körperlicher Symptome.

Phase 4:

Rückfallprophylaxe und Wiedereingliederung in das Schul- beziehungsweise Berufsleben.

noch kränkere Patienten, denen sie sich dann erneut unterlegen fühlen: entweder weil sie mehr wiegen als andere Erkrankte oder weil sie sich so weit weg von den Gesunden fühlen. Dazu trägt auch die Trennung nach Störungsbildern bei, die im klinischen Setting üblich ist. Sie mag sinnvoll erscheinen, wenn es darum geht, den Betroffenen das Essen nicht noch schwerer zu machen, weil Magersüchtige zum Beispiel sehen, »wie viel« Binge-Eating-Betroffene essen und diese wiederum täglich den Kampf der Magersüchtigen mit der Nahrungsaufnahme vor Augen haben. Aber es fördert das Stigma und trennt sogar die Patienten mit derselben Erkrankung voneinander.

Ich habe mich in der Klinik regelrecht dafür geschämt, dass mir das Essen nicht unbedingt schwerfiel. Ich mochte und liebte Essen eigentlich, wären da nicht die Gedanken und die tyrannische Stimme gewesen, die versuchte, jedem Bissen ein Gefühl des Ekels und der Schuld beizumischen. Und natürlich ist es schwierig, jemandem zuzusehen, der das Essen ewig seziert, auf dem Teller hin- und herschiebt oder damit herummanscht wie ein Kleinkind, selbst wenn er oder sie bereits erwachsen ist. Aber all das berührt eben nur den Teil auf der Verhaltensebene. Mit Blick auf die seelischen Hintergründe spielt die Trennung nach Krankheitsbildern kaum eine Rolle. Ich fände es deshalb viel gewinnbringender, wenn alle Betroffenen von Beginn an an einem Tisch sitzen würden, denn das Ziel ist für alle gleich: zu heilen.

Auf dem Heilungsweg kommt es darauf an, dass Kinder Schritt für Schritt wieder in das alte »echte Leben« zurückfinden, sich selbst neu kennenlernen und sich erlauben, sich ein Leben ohne Essstörung vorzustellen. Sie müssen auch wieder an den Schul- oder Ausbildungsalltag herangeführt werden, an Freizeitaktivitäten, Ausflüge oder Treffen mit Freunden. Wieder in die Stabilität zu kommen, gelingt ambulant, in einer Kombi aus Therapie und ärztlicher Begleitung, oft besser. Eltern können als Teil der Lösung miteinbezogen werden, und das nicht nur bei der Suche nach Ursachen. Alle im System Familie dürfen in die Eigenverantwortung gehen – ganz besonders die Betroffenen selbst, die in den Kliniken zu wenig Raum dafür haben.

In der Therapie von Essstörungen wird den Betroffenen oft dazu geraten, ein Esstagebuch zu führen. Ich rate meinen Klienten und Klientinnen eher zu einem Erfolgstagebuch. Ein solches Tagebuch können Sie für sich selbst anlegen und/oder Ihr Kind darum bitten, dies zu tun. Es ist für alle Beteiligten, aber besonders für die Betroffenen hilfreich und motivierend, täglich zu notieren, was gut gelaufen ist und was sie gemeistert haben. Auch als Eltern sollten Sie darauf stolz sein, was Sie jeden einzelnen Tag alles schaffen und bewältigen.

Führe ein Erfolgstagebuch

Notiere jeden Tag in einem Erfolgstagebuch das, was dir gelungen ist und was schön war. Das kann alles beinhalten, was sich gut angefühlt hat: ein Nachmittag mit Freunden, ein gutes Gespräch, eine gut durchgeschlafene Nacht, dass du gut für dich selbst gesorgt oder dir Zeit für ein Hobby genommen hast. Auch was beim Essen gut gelaufen ist oder sich gut angefühlt hat, kannst du in dein Tagebuch schreiben. Du entscheidest selbst, was dir wichtig ist. Wenn mal wieder ein schlechter Tag kommt oder die kritische Stimme der Essstörung meckert: »Du machst keine Fortschritte! Alles ist immer noch essgestört.« – dann kannst du in deinem Tagebuch nachlesen, was du schon alles geschafft hast, und der Stimme widersprechen.

Warum der BMI Bullshit ist

Jede Essstörung ist ein Hilfeschrei der Seele.
Es gibt kein Krank-genug!

Wie schon im Kapitel »Eindeutige Diagnosen« ausgeführt, fungiert der BMI seit Jahrzehnten als das entscheidende Kriterium bei der Diagnostik und Heilung von Essstörungen. Ein Wert von 18,5 ist die magische Grenze nach unten, bei 24,9 liegt die Obergrenze für das, was die Deutsche Gesellschaft für Ernährung aktuell als gesundes Normalgewicht definiert (siehe Seite 64). Bis zum 20. Jahrhundert galten auch fülligere Menschen als gesund, aber beeinflusst von der Schlankheits- und Diätkultur gelten heute andere Wertmaßstäbe, auf die auch die Industrie Einfluss hat, denn es lässt sich viel Geld damit verdienen, wenn Menschen ein Gewichtsproblem suggeriert wird.

Der BMI ist auch deshalb problematisch, weil er sich nur an Körpergröße und Gewicht orientiert. Alter und Geschlecht werden nicht berücksichtigt und eine Unterscheidung zwischen Muskelmasse und Fett ist nicht möglich. Menschen im Normalbereich würden mit diesem (alleinigen) Diagnosekriterium per se als gesund gelten. Dabei äußert sich eine Essstörung, besonders am Erkrankungsbeginn, nicht immer durch Auffälligkeiten beim Körpergewicht. Sie kann auch Normalgewichtige betreffen und jemand mit Magersucht kann im frühen Stadium der Erkrankung noch normalgewichtig sein, aber bereits einen hohen Leidensdruck spüren. Die gängigen Diagnosekriterien orientieren sich zudem stark an weiblichen Betroffenen und vernachlässigen die Besonderheiten von Jungen und Männern, die nicht unbedingt (nur) schlank sein wollen, sondern einen gut definierten, muskulösen Körper anstreben.

Wenn wir umsetzen wollen, was längst klar ist, nämlich dass die Intervention besonders bei Kindern schon viel früher und präventiv einsetzen muss, müssen der mentale Zustand der Betroffenen, ihre Gefühle und ihr Leidensdruck einen anderen Stellenwert haben. Schon bei der Diagnostik! Sich allein an einem Zahlenwert zu orientieren, blendet viele Aspekte des Krankheitsbildes aus und sorgt für viel Druck. Die Betroffenen sehen sich mit neuen »Leistungsanforderungen« konfrontiert und müssen sich fragen, ob sie diese Kriterien überhaupt erfüllen. Sie haben sich lange mit der Frage »Bin ich gut genug?« herumgequält, mit der Entscheidung zur Heilung stellt sich ihnen nun die nicht minder angstvolle Frage: »Bin ich überhaupt krank genug?« Kinder und Jugendliche haben oft das Gefühl, als müssten sie sich mit »Zeugnisnoten« für eine Diagnose bewerben. Die damit verbundenen Zweifel bestärken sie darin, ihren Schmerz nicht zeigen zu dürfen. Dabei kann der Leidensdruck bereits enorm sein, bevor eine Essstörung nach außen hin sichtbar wird. Wenn die Betroffenen mit einem »falschen BMI« eine Ablehnung erfahren, bestätigt sie das hingegen in ihren negativen Überzeugungen, nicht richtig zu sein. Sie werden allein gelassen. Und wie sollte jemand, der offiziell nicht als krank angesehen wird, wohl selbst zu der Einsicht gelangen, krank zu sein und Hilfe zu brauchen? Genau deshalb ist aus meiner Sicht das Diagnosekriterium BMI so großer Bullshit.

Auch im Heilungsprozess spielt der Body-Mass-Index noch immer eine entscheidende Rolle und ist Indikator für die Heilungsstufen und das Fortschreiten der Genesung. Aber das Gewicht ist und bleibt eben immer nur ein äußerlich sichtbarer Aspekt der Erkrankung. Es ist sicherlich ein Baustein des Heilungsprozesses, aber nicht primär der Schlüssel für alle Probleme. Wenn jemand mit Magersucht den Schwellenwert von 18,5 wieder überschritten hat, muss er oder sie längst nicht geheilt sein. Auch weil Heilung ein langer und komplexer Prozess ist. Den BMI als Kriterium für eine Genesung heranzuziehen, birgt die Gefahr fataler Fehleinschätzungen.

Waist-to-Hip-Ratio

Die Waist-to-Hip-Ratio (WHR), auch Taillen-Hüft-Quotient genannt, wird berechnet, indem man den Taillenumfang in Zentimetern durch den Hüftumfang in Zentimetern teilt. Gemessen wird ohne Kleidung. Beim Taillenumfang sollte das Maßband unterhalb der letzten Rippe verlaufen, bei der Hüfte über dem Gesäß.

WHR = Taillenumfang / Hüftumfang in Zentimetern

Normalbereich bei Frauen: 0,8 bis 0,84

Normalbereich bei Männern: 0,9 bis 0,99

Werte unterhalb des Normalbereichs deuten auf ein Untergewicht hin, Werte darüber auf Hochgewicht.

Alternativen zum BMI

In der Kindermedizin hat sich der BMI vor allem als Diagnosekriterium zur Beurteilung von Hochgewicht (Adipositas) durchgesetzt. Da Kinder sich noch im Wachstum befinden, können sich Körpergröße und Gewicht allerdings unterschiedlich entwickeln. Abweichungen zu Durchschnittswerten können sich auch durch Wachstumsschübe ergeben oder dadurch, dass Kinder von vornherein etwas größer oder kleiner sind.

Statt das Gewicht in Relation zum Alter des Kindes zu betrachten, ist es deshalb viel sinnvoller, Gewicht und Größe zueinander in Relation zu setzen. Das geschieht über die sogenannten Gewichts- oder Perzentilenkurven, die in Deutschland auch in den Vorsorgeuntersuchungen herangezogen werden. Die Perzentile sieht das Körpergewicht eines Kindes im Vergleich zum

Gewicht gleichaltriger Kinder und orientiert sich damit ebenfalls an Durchschnittswerten, aber die Perzentilenkurven geben keinen Normalwert vor, sondern einen Normal*bereich*. An der Betrachtung der Gewichtskurve werden Schwankungen im Gewicht viel besser sichtbar und lassen schon früh entsprechende Rückschlüsse zu.

Bei Erwachsenen wäre das Verhältnis von Taille zur Hüfte, Waist-to-Hip-Ratio, eine mögliche Alternative zum Diagnosekriterium BMI. Vor allem bei Hochgewichtigen ist dieser Wert viel aussagekräftiger, weil er Rückschlüsse auf die Fettverteilung zulässt und deutlich macht, ob viel oder wenig Bauchfett vorhanden ist.

Erkenntnis ist der erste Schritt

Solange die Betroffenen die Krankheit verheimlichen und ein Gespräch darüber vermeiden, bleibt ihnen das beruhigende Gefühl, dass sie mit allem allein fertigwerden und alles im Griff haben.

Eine Essstörung ist ein raffinierter Überlebenskampf, aus dem die Betroffenen Gewinn ziehen. Doch für die vermeintlich positiven Auswirkungen zahlen sie einen hohen Preis. Nicht nur unangenehme Emotionen verschwinden durch die Essstörung, sondern auch positive Gefühle und die Freude am Leben. Früher oder später erkennen die Betroffenen das und sehnen sich nach einem Ausweg und nach Hilfe – und haben gleichzeitig große Angst davor. Vor ihnen scheinen so viele unvorstellbar schwere Kämpfe zu liegen, dass es viel leichter und sicherer scheint, sich weiterhin auf die vertrauten Muster der Essstörung zu verlassen. Das beginnt schon dabei, überhaupt einzusehen und einzugestehen, dass sie ein Problem haben. Betroffene leugnen gern, manchmal auch wenn der Leidensdruck bereits hoch ist, dass sie mit Essstörungssymptomen zu kämpfen haben.

Eine fehlende oder halbherzige Krankheitseinsicht steht jedoch einer Therapie im Wege und gefährdet später deren Erfolg. Für Angehörige und vor allem für Eltern ist das nur schwer auszuhalten, denn natürlich wollen sie dem Menschen, den sie lieben, möglichst schnell helfen und weitere gesundheitliche Schädigungen und Gefahren vermeiden. Aber eine Heilungseinsicht lässt sich nicht erzwingen. In meiner Arbeit mit Angehörigen, insbesondere mit Eltern, erlebe ich dahingehend immer wieder eine große Hilflosigkeit. Eltern haben oft das Gefühl, sie würden bei ihrem eigenen Kind vor einer undurchdringlichen Wand stehen, wenn diese nicht einsichtig sind und sich nicht helfen lassen wollen. Sie erleben (neue) Schuldgefühle und geraten in einen Kreislauf von Sorgengedanken, die viele negative Gefühle mit sich bringen. Der Gedanke, diese Mauer gewaltsam zu durchbrechen, mag deshalb naheliegen. Aber Sie wissen es ja bereits: Es führt zu nichts. Wenn Sie noch mehr Druck ausüben, erreichen Sie eher das Gegenteil.

Argumentieren Sie deshalb nicht gegen die Krankheit und widersprechen Sie den Gefühlen und Gedanken Ihres Kindes nicht auf rationaler Ebene. Einsicht lässt sich am besten dadurch fördern, wenn Sie liebevoll und verständnisvoll über Vor- und Nachteile der Krankheit sprechen. Jugendlichen und vor allem Kindern fällt es oft schwer, sich auszudrücken und in Worte zu fassen, was sie brauchen, was sie sich wünschen und wovor sie sich fürchten. Und sie haben oft große Angst vor den Reaktionen, wenn sie all das zur Sprache bringen. Begegnen Sie der fehlenden Nachsicht also mit Geduld und Verständnis.

Ich kann mir vorstellen, dass dieser Ratschlag Sie in Rage bringt, denn wo immer Sie im Prozess der Erkrankung und/oder Heilung stehen: Die Essstörung hat Ihnen ganz sicher schon jede Menge Geduld abgefordert. Aber die Heilung braucht Zeit und Geduld, sie ist kein Sprint, sondern eher ein Marathon. Sie müssen sich gemeinsam mit Ihrem Kind durch jede einzelne Etappe hindurchkämpfen. Das ist oft ein schmaler Grat zwischen Überforderung und Frustration. Zeigen Sie trotzdem Geduld und Durchhaltevermögen! Egal, wie lange es dauert. Nehmen Sie den Druck raus, dass sich die Probleme schnell lösen müssen, und achten Sie auch auf Ihre eigenen Grenzen. Sagen Sie sich immer wieder, dass es um eine/n Ihrer Liebsten geht und dass Ihr Kind in jedem Stadium der Krankheit da ist, nur eben verborgen unter dem Mantel der Krankheit. Irgendwann wird er oder sie diesen Mantel wieder ablegen können und Sie werden den Menschen zurückkriegen, den Sie vorübergehend an die Krankheit verloren haben.

Haben Sie Geduld!

- Zeigen Sie Geduld, wenn Ihr Kind bestehende Probleme (noch) leugnet oder mit Abwehr reagiert. Respektieren Sie immer, was es gerade leisten kann und will.
- Denken Sie an die bedeutsame Rolle, die Schweigen und Heimlichkeiten in der Essstörung haben. Ermuntern Sie Ihren Sohn/Ihre Tochter immer wieder neu, auszusprechen, was ihn/sie beschäftigt.
- Fragen Sie Ihr Kind nach Ängsten und Sorgen, auch in Bezug auf Ärzte oder Therapeuten. Je mehr Sie wissen, desto leichter lassen sich gemeinsam Wege finden.
- Hören Sie zu und nehmen Sie die Ängste und Zweifel Ihres Kindes ernst. Alles, was Betroffene fühlen, ist für sie real und eine Form der Wahrheit.
- Stoßen Sie immer wieder kleine Schritte in Richtung Heilung an und seien Sie ermutigend.
- Feiern Sie kleine Erfolge und geben Sie Hoffnung durch kleine Lichtblicke.
- Genießen Sie immer wieder gemeinsame Momente innerhalb der Familie.
- Setzen Sie sich selbst nicht unter Druck und schenken Sie sich Selbstfürsorge.
- Vermitteln Sie Halt und Stabilität, zum Beispiel durch Regelmäßigkeit und Verlässlichkeit im Alltag.

Hilfe annehmen

Sie können in der Familie zusammenstehen und sich gegenseitig helfen und Sie dürfen sich alle externe Hilfe an die Seite holen.

Sich einzugestehen, dass man wirklich krank ist, ist schwer genug. Mit diesem Eingeständnis auch zu akzeptieren, dass man Hilfe braucht, ist oft doppelt schwierig. Denn was wir als Kinder der Leistungsgesellschaft meist gelernt haben, ist: Wer stark ist, der schafft es aus eigener Kraft. Ergo ist das Annehmen von Hilfe ein Zeichen von Schwäche, von einem Mangel an Leistung und Kontrolle. Und Hilfe anzunehmen bedeutet ja tatsächlich, die Kontrolle ein Stück weit in fremde Hände zu legen. Für die Betroffenen liegt darin oft eine der größten Hürden, vor allem, weil sie damit fürchten, das Geschehen überhaupt nicht mehr beeinflussen zu können. Auch im Umgang mit dieser Angst sind rationale Argumente oder Zwang nicht sinnvoll. Sie können nur immer wieder (Ihre) Hilfe anbieten und einfach da sein. Oftmals ist das schon sehr hilfreich.

Die Angst vor dem Unbekannten speist sich auch aus Unwissen, Missverständnissen und Schreckensberichten – oder wie mein eigenes Beispiel zeigt, aus der Beeinflussung durch vermeintliche Verbündete. Vor allem jüngere Kinder haben selten alle Aspekte der Krankheit erkannt und verstanden und müssen sich vieles noch erarbeiten und bewusst machen. Es ist gut, wenn sie dabei eine Vertrauensperson an ihrer Seite haben, der gegenüber sie auch Zweifel und Ängste äußern können, ohne sich vor der Reaktion fürchten zu müssen. Die Betroffenen hatten lange Zeit eine »Beziehung« zu ihrer Essstörung, die hilfreich war. Insofern ist der Prozess der Heilung für Ihr Kind auch eine Phase der Trennung und des Sich-Verabschiedens. Sprechen Sie deshalb behutsam mit Ihrer Tochter oder Ihrem Sohn und begeben Sie sich immer mal wieder in die Vogelperspektive, um zu reflektieren, was ihr oder sein Verhalten gerade in Ihrem System Familie auslöst (siehe Praxistipp auf Seite 117). Nutzen Sie die Tatsache, dass Sie durch alles, was Sie aus diesem Buch oder auch aus anderen Quellen über die Krankheit wissen, Ihrem Kind einen Schritt voraus sind, und nehmen Sie es liebevoll an die Hand. Zeigen Sie Ihrem Sohn oder Ihrer Tochter, dass Hilfeannehmen ein Zeichen von Stärke sein kann.

Ihr Kind lernt auch dabei von Ihrem Vorbild und übernimmt, was Sie selbst über Hilfe und über starke beziehungsweise schwache Menschen äußern.

Wenn Sie bei sich auf einen solchen Glaubenssatz stoßen, der das Annehmen von Hilfe erschwert, so ist das eine gute Gelegenheit, ihn jetzt zu verändern. Denn im Prozess der Heilung ist das auch Ihr Thema. Sie werden selbst Hilfe brauchen, weil die Heilung einer Essstörung eine große Belastungsprobe für alle Beteiligten ist. Sie fordert von den Betroffenen, aber auch von Ihnen Kraft, Ausdauer und Energie. Sie werden immer wieder auf neue Fragen stoßen und mit der eigenen Gefühlswelt hadern. Sie werden mit Schuldgefühlen kämpfen, mit Scham, Ärger und Frustrationen. Aber Sie müssen nicht alle Kämpfe im Alleingang und als Einzelkämpfer/in ausfechten.

Sprechen Sie mit Experten oder suchen Sie sich eine Selbsthilfegruppe für Angehörige. Auch der Austausch mit anderen betroffenen Eltern kann hilfreich und entlastend sein. Schon allein durch die Erkenntnis, dass Sie mit vielen Fragen und Problemen nicht allein sind. Und vielleicht sind Lösungswege in anderen Familien ein Beispiel und eine Hilfe, um innerhalb Ihrer Familie einen eigenen Weg zu finden. Außerdem helfen Sie indirekt Ihrem Kind, wenn Sie ihm zeigen, dass Sie sich selbst Hilfe holen, wenn Sie sie brauchen.

Wie stehen Sie selbst zum Thema Hilfe?

Reflektieren Sie für sich selbst, was Sie über das Hilfeannehmen gelernt haben. Ist es für Sie schwer, Hilfe zu erbitten? Urteilen Sie vielleicht sogar über Menschen, die oft Hilfe einfordern?

Einfach wieder essen

Wieder neu essen zu lernen
ist wie neu laufen zu lernen.

Die bisherigen Darlegungen haben sicher verdeutlicht, wie sehr Essstörungen von inneren Kämpfen, Leiden und Zwängen begleitet werden und wie komplex Ursachen und Krankheitsbilder sind. Beim Essen zeigt sich dieses Leiden auf der sichtbaren Ebene. Wobei in der Recovery gar nicht das Essen selbst das große Problem ist, sondern es sind die mit dem Essen verbundenen Emotionen. Denn bei einer Essstörung ist das alles mit starken Gefühlen verbunden, vor allem mit Angst und Ekel: Angst vor einer Gewichtszunahme und vor körperlichen Veränderungen, Ekel vor bestimmten Nahrungsmitteln und/oder vor dem eigenen Körper. Wenn die Betroffenen wieder an das Essen herangeführt werden und lernen sollen, wieder mit Genuss und angstfrei zu essen, müssen sie sich jeden einzelnen Tag mit diesen Gefühlen auseinandersetzen.

Kopfkino und Dauerangst

Auf dem Heilungsweg müssen sich die Betroffenen also ihren Ängsten stellen und sich auch an die »bösen Nahrungsmittel« herantrauen, an die sogenannten Fear Foods. Für Magersüchtige sind das vor allem höherkalorische Nahrungsmittel, die extrem angstbesetzt sind. Mahlzeiten, Einkaufen, Kochen: Überall lauern »gefühlte« Gefahren. Bei jedem Gang zum Bäcker taucht vor dem inneren Auge eine Verbotsreklame auf, die sagt: »Stopp!«

Stellen Sie sich dazu einmal vor, Sie gehen in den Supermarkt. Langsam rollen Sie mit dem Einkaufswagen an den Regalen vorbei und das Erste, was Ihnen ins Auge springt, ist die Theke mit frischem Brot, Kuchen und Gebäck. Sie finden das nicht etwa verlockend, sondern es macht Ihnen Angst. Ihr Kopf ist sofort voller Kalorienzahlen, die Gedanken rasen und Sie prüfen gedanklich jedes Produkt:

Ich hätte so Lust auf ein Baguette.

Geht nicht, zu viele Kohlenhydrate! Wenn es schon Brot sein muss, dann doch bitte mit einem Nutzen, wie Vollkorn.

Wenn ich das andere Brot nehme, muss ich beim Belag sparen. Dabei habe ich extra darauf hingearbeitet, heute eine Scheibe Käse mehr essen zu dürfen.

Vielleicht esse ich lieber am Wochenende Brot, wenn meine Freundin kommt. Ja, zusammen lohnt sich das doch viel mehr!

Sie stehen eine halbe Ewigkeit vor dem Regal und überlegen und überlegen. Das Gefühl der Überforderung wird immer stärker und schließlich packen Sie gar nichts in den Einkaufswagen. Sie gehen unverrichteter Dinge weiter und erleben ein Gefühl der Wut und Scham. Wieder nicht geschafft!

Etwas so Alltägliches wie ein Einkauf wird für Kinder und Erwachsene mit einer Essstörung zu einer grauenhaften Achterbahnfahrt. Während für alle anderen Einkaufen und Essen selbstverständlich sind, geht es in ihrem Kopf hin und her wie in einem Kampf zwischen Engelchen und Teufelchen. Die einen erleben einen unersättlichen Drang nach Essen, die anderen ekeln sich davor und sind diesen Gefühlen meist völlig ausgeliefert. Schon allein der Gedanke daran, alle schützenden Essensregeln loszulassen und wieder frei ihren Gelüsten nachzugehen, jagt ihnen eine Heidenangst ein. Sie haben Angst vor dem totalen Kontrollverlust, dass sie mit dem Essen überhaupt nicht mehr aufhören können und folglich wie ein Hefekloß aufgehen. Genau mit diesem Bild ködert einen die Essstörung: mit der Angst, von heute auf morgen »dick und rund« zu werden.

Wieder neu essen zu lernen ist wie neu laufen zu lernen. Ganz ohne Hinfallen wird es nicht gehen. Die Betroffenen müssen sich

Fear Foods

Besonders bei Magersucht und Bulimie unterscheiden die Betroffenen zwischen »guten« und »schlechten« Lebensmitteln. Die schlechten werden gemieden und landen auf einer inneren Verbotsliste. Meist sind das vor allem kalorienreiche Nahrungsmittel, die als böse oder bedrohlich wahrgenommen werden, und zwar so sehr, dass es Angst oder sogar Panik auslöst, sie trotzdem essen zu müssen oder essen zu wollen.

Fear Foods sollten deshalb nur in kleinen Mengen und nach und nach auf den Tisch kommen und Ablenkung vom Essen ist dabei ausnahmsweise mal erlaubt.

immer wieder aufrappeln und immer wieder neu anfangen. Sie müssen lernen, wie groß eine Portion sein kann, dass sie essen *dürfen* und dass es keine guten oder schlechten Nahrungsmittel gibt. Denn Nahrung dient im tiefsten Kern dazu, uns zu ernähren und satt zu machen. Unser Körper kennt kein Konzept von Kalorien, für ihn ist jedes Nahrungsmittel gleich gut und Kalorien liefern lediglich die Energie, mit der er uns leistungsfähig durch den Tag bringen kann. Jedes Nahrungsmittel durchläuft denselben Weg der Verdauung, nur das, was verwertet werden kann, ist unterschiedlich.

Auf psychischer Ebene ist es jedoch ein großer Unterschied, ob wir Nahrungsmittel als gut oder schlecht ansehen, wenn »schlecht« bedeutet, dass sie verboten sind. Denn alles, wovon wir jederzeit viel essen dürfen und sollen, verliert schnell seinen Reiz. Das, was verboten ist, produziert hingegen automatisch ein noch größeres Verlangen. Sie kennen das vielleicht von sich selbst, wenn Sie aus gesundheitlichen Gründen bestimmte Dinge nicht mehr essen dürfen oder mit dem Rauchen aufhören wollen. Je wichtiger der Verzicht und je größer das Verbot, desto mehr wird es in Ihren Gedanken eine Rolle spielen. In unserem Kopf wird aus verbotenen Dingen schnell ein rosa Elefant. Wenn diese Verbote aber auf keinen Fall übertreten werden sollen und eine Übertretung einem Kontrollverlust und einem Versagen gleichkommt, dann wird aus dem Elefanten ein furchterregendes Monster.

Umgang mit Angstgespenstern

Schauen Sie sich gemeinsam mit Ihrem Kind an, welche Nahrungsmittel angstbesetzt sind und im Moment vielleicht *noch* nicht auf den Tisch kommen können. Gehen Sie respektvoll mit diesen Ängsten um.

Erarbeiten Sie gemeinsam ein **Ampelsystem für Fear Foods:**

- Grün: alles, was gut ohne Angst gegessen werden kann
- Gelb: Nahrungsmittel, die Spannung auslösen, aber keine Panik
- Rot: alles, was viel Angst macht und mit dem Gedanken verbunden ist, danach wieder zu kompensieren

Gehen Sie schrittweise vor: Integrieren Sie zunächst »grüne« und »gelbe« Lebensmittel in den täglichen Speiseplan und beginnen Sie dann nach und nach, auch »rote« Lebensmittel zu probieren. Später können Sie das Ganze steigern und nur gelb-rote Tage einführen.

Mutmachglas

Schreibe dir jeden Tag einen kleinen Mutmachmoment auf einen Zettel und sammle diese in einem schönen Behältnis. Am besten eignet sich ein Glas, damit du immer vor Augen hast, wie sich das Behältnis füllt: mit einem Mutmachmoment nach dem anderen.

Versuchen Sie nicht, Ihrem Kind die Angst auszureden, denn für Ihre Tochter oder Ihren Sohn ist sie *real*. Signalisieren Sie eher, dass Sie verstanden haben, worum es für Ihr Kind dabei geht: *»Ich verstehe, dass du Angst davor hast, dein Körper könnte sich verändern, wenn du das jetzt isst.«*

Schlagen Sie einen experimentellen Umgang mit der Angst vor: »Was hältst du davon, wenn wir das jetzt gemeinsam essen und sehen, ob wirklich etwas passiert.« Solche kleinen Prüfungen von Gedanken der Angst sind sehr wertvoll. Dadurch können die Lügen der Essstörung Schritt für Schritt entlarvt werden und Ihr Kind erlebt zunehmend mehr Selbstwirksamkeit.

Wenn der Körper kämpft

Magen und Darm leiden unter allen Formen einer Essstörung. Sie leiden aber auch, wenn die Ernährung sich auf dem Heilungsweg radikal ändert, besonders bei der Recovery von Magersucht und Bulimie. Für eine geregelte Verdauung fehlen wichtige Enzyme und die Energiedichte des Essens ist oft eine Überforderung. Unser Bauchhirn ist von Natur aus empfindlich und je mehr Stress und Ängste wir haben, desto schlechter ist die Verdauung. Blähbauch, Verstopfung und Durchfall sind oft unangenehme Begleiterscheinungen des Alltags, über die kaum jemand spricht. Eine so deutliche Veränderung im Essverhalten ist für das Bauchhirn großer Stress und Magen und Darm reagieren entsprechend empfindlich. Für Magersüchtige fühlt sich das Mehr-Essen oft überhaupt nicht gut an. Im Gegenteil. Der Körper rebelliert. Sie haben ähnlich schlimme Magenschmerzen wie beim Hungern, sie fühlen sich unförmig und aufgebläht – zu viel, zu dick, zu groß. Alles zwickt, die Gedanken im Kopf kreisen ständig um Essen und um die Angst, zu viel zu essen. Betroffene der Bulimie haben häufig mit der Angst vor einem Völlegefühl zu kämpfen. Sie haben oft über Jahre hinweg das Erbrechen konditioniert, es ist schon eine Art Automatismus. Normal große Portionen im Körper zu behalten, löst bei ihnen große Anspannung aus.

Der Blähbauch ist diesmal nicht eingebildet. Ich kann mich selbst noch sehr gut an die Zeit erinnern, in der ich mit dem Essen und dem Heilungshunger (siehe nachfolgendes Kapitel) zu kämpfen hatte, besonders an die ersten Monate. Endlich konnte ich all dem nachgehen, was ich mir so lange verboten hatte, ohne dass ich sofort zugenommen hätte. Die Gewichtszunahme geschah nicht von heute auf morgen. Aber auf körperlicher Ebene war das Essen von normalen oder sogar sehr großen Portionen dennoch eine Belastungsprobe. Mein Magen war nur an kleine Mengen gewöhnt und durch das gestörte Verdauungssystem und die fehlenden Enzyme lagert sich Wasser ein. Mein Bauch war anfangs so aufgebläht, dass ich aussah, als wäre ich im fünften Monat schwanger. Ich fühlte mich in meinem Körper unwohler als je zuvor und wusste dennoch, es war noch härter, meine Gedanken ins Positive zu lenken und trotzdem die nächste Mahlzeit nicht ausfallen zu lassen. Den Blick in den Spiegel mied ich und klebte kleine Zettelchen mit Sprüchen drauf.

Da Hunger- und Sättigungsgefühle meist noch nicht wieder richtig funktionieren, ist es außerdem schwer, den Hunger auf körperlicher Ebene zu spüren und den eigenen Körpersignalen zu vertrauen. Die Gedanken kreisen dann doch wieder sehr stark um das Essen und vor allem um die Frage: »Kann ich mir erlauben, schon wieder etwas zu essen, obwohl es gerade etwas gab?«

Bei Frauen und Mädchen kommt hinzu, dass der Bauch durch den weiblichen Zyklus beeinflusst ist und vor oder auch während der Menstruation aufgeblähter ist als an anderen Tagen. Das erschwert oft zusätzlich die Körperakzeptanz. Als Frauen und Mädchen sollten wir uns deshalb immer wieder klarmachen, dass wir zyklische Wesen sind und der kleine Bauch lebenswichtige Organe beschützt, aus denen neues Leben entsteht.

Sich selbst als zyklisches Wesen sehen

Wir Mädchen und Frauen durchlaufen jeden Monat vier verschiedene Phasen – wie die Jahreszeiten, von Frühling bis Winter. Auch dann, wenn die Periode durch eine Essstörung ausbleibt. Jede Zyklusphase hat Einfluss auf unsere Kraft, unser Selbstwertgefühl, unsere Leistungsfähigkeit und auf unsere Körperwahrnehmung.

Je mehr wir über die einzelnen Phasen wissen, desto besser können wir mit dem eigenen Körper und den damit verbundenen Symptomen umgehen. Nicht nur mit den Schmerzen während der Periode, sondern auch damit, sich im Vorfeld aufgebläht zu fühlen und sich nicht immer gleich gut zu fühlen oder von Stimmungsschwankungen betroffen zu sein. So kann auch eine positivere Einstellung zur Menstruation gelingen.

Healing Hunger

*Der Healing Hunger heilt uns Schritt für Schritt,
vor allem auf der körperlichen Ebene.*

Für unseren Körper ist schon allein der Gedanke an eine Einschränkung der Nahrungszufuhr ein Signal, dass eine Mangelperiode bevorstehen könnte. Er versucht automatisch vorzusorgen und verlangt nach mehr Nahrung. Wenn der Energiemangel zu groß ist, geht der Körper in den Hungerstoffwechsel über (siehe Seite 66). Bei Magersucht und Bulimie bekommt der Körper zu wenig Energie, die zudem sofort wieder verbraucht wird: durch lange Pausen zwischen den Mahlzeiten und durch die Gegenmaßnahmen wie Erbrechen, viel Sport treiben oder die Einnahme von Abführmitteln. Für den Körper ist das eine nahezu traumatische Situation. Angesichts der Krise und des totalen Mangels muss er haushalten und mit möglichst wenig über die Runden kommen. Jede Mahlzeit könnte die letzte sein! Also geht er an die Reserven.

Fangen die Betroffenen im Verlauf der Recovery wieder an, regelmäßig und in ausreichender Menge zu essen, ohne mit Kompensationsmethoden gegenzusteuern, erlebt der Körper das als Beendigung der Krisenzeit. Er versucht, den Energiemangel wieder auszugleichen und die Reserven wieder aufzufüllen, und fordert je nach Körpergewicht und Dauer der »Krisenzeit« das Doppelte und Dreifache an Nahrungszufuhr. Als natürliche Antwort auf die lange Zeit der Restriktion und Entbehrungen entwickelt der Körper einen Heilungshunger, auch »Healing Hunger« oder »extremer Hunger« genannt. Die Betroffenen haben das Gefühl, sie könnten endlos essen, ohne dass dieser Hunger jemals gestillt wäre. In meiner eigenen Recovery habe ich bis zu 6000 Kalorien am Tag verzehrt. Eine normale Tiefkühlpizza? Davon wäre ich nicht annähernd satt geworden. Ich hätte ununterbrochen alles Mögliche essen können.

Dieser Hunger ist nicht ausgedacht, sondern ein ernst zu nehmender Teil jedes Recovery-Prozesses. Es ist völlig normal, dass der Körper auf dem Heilungsweg mehr Nahrung benötigt, oft auch mehr Nahrung als vor Beginn der Essstörung. Und es ist ein Irrtum, dass der errechnete Grundumsatz ausreicht, damit Patienten wieder zunehmen. Der Körper ist in seinem Energiebedarf individuell und nicht vergleichbar mit dem eines anderen. Leider ist das Phänomen des extremen Hungers immer noch zu wenig bekannt, besonders in Kliniken, deren Konzepte überholt sind. Die Betroffenen können aber ohne dieses Wissen über den Heilungshunger überhaupt nicht verstehen, was da passiert und dass diese extreme Phase nichts ist, was ihr Körper gegen sie oder gar aus Rache tut. Auch Angehörige brauchen dieses Wissen, um den Heißhunger einordnen und als normalen Teil des Prozesses zu sehen.

Eine Bulimie-Klientin berichtet von ihren Erfahrungen in der Klinik:

»Der ganze Alltag ist auf das Essen und die Gewichtszunahme ausgerichtet. Es gibt detaillierte Pläne, die das unbedingt zu erreichende Tagesziel definieren und genau festlegen, was Grundbedarf ist und was Extra-Komponenten sind. Beim Gewicht habe ich das Tagesziel oft verfehlt. Dabei wollte ich eigentlich gern mehr essen und habe bewusst nach Zwischenmahlzeiten gefragt, aber das wurde abgelehnt. Ich bekam immer wieder zur Antwort, dass das, was sie an Energie für mich ausgerechnet haben, genügen müsse. Ich sollte stattdessen noch mehr auf Bewegung und Angebote draußen verzichten, am besten nur liegen und statt im Haus Treppen zu steigen, den Aufzug nehmen. Dann würde der Hunger schon vorbeigehen und das Gewicht nach oben. »Niemand hat mir erklärt, dass es so was wie einen Heilungshunger gibt, stattdessen haben alle so getan, als hätte ich mir diesen Hunger ausgedacht.«

Da der Healing Hunger zu wenig thematisiert wird, haben viele Betroffene das Gefühl, mit diesem Thema allein zu sein. Der Vergleich mit anderen bringt sie ins Zweifeln, ob etwas mit ihnen nicht stimmt, und sie zweifeln zunehmend daran, ob dies ein gesunder Prozess sein kann. Besonders in den Kliniken orientieren sie sich an den Mahlzeiten der anderen und hassen sich nach dem Essen, wenn sie überhaupt nicht satt werden. Sie fühlen sich noch schuldiger. Wenn sie laut Grundumsatz-Berechnungsschema zu viel essen, ist ihr Essverhalten schon wieder »nicht richtig« und sie erleben den Heißhunger als unkontrollierbare Fehlfunktion.

Für alle Betroffenen ist die Zeit des extremen Hungers schwierig. Sie stellen sich einer ihrer größten Ängste und essen und fühlen sich dafür wie die Raupe Nimmersatt. Bei jedem Essen mit anderen durchleben sie unangenehme Gefühle und Irritationen, weil ihr Körper kaum satt wird. Nicht selten unterdrücken sie Hunger, aus Angst, zu schnell zu viel zuzunehmen. Dabei ist der Heilungshunger eine natürliche Reaktion des Körpers, nicht nur bei Essstörungen, sondern auch nach Diäten. Es ist kein »Racheakt« des Körpers für die erlittenen Entsagungen und es hat auch nichts mit Binge Eating zu tun, selbst wenn die Phasen des Healing Hungers sehr extrem erscheinen. Der Körper fährt lediglich ein Schutzprogramm, um keine irreversiblen Schäden zu erleiden.

Erlaubt man sich, dem Healing Hunger nachzugeben, so kommt mit der Zeit auch das Hunger- und Sättigungsgefühl wieder. Wichtig dabei ist es, nicht in alte Muster zu verfallen und nur Volumenfood zu sich zu nehmen, also überwiegend Gemüse und Proteine, oder den Tag über restriktiv zu essen, um sich abends eine Riesenportion zu erlauben. Denn das erlebt der Körper erneut als Mangelzustand. Es ist sinnvoll, den extremen Hunger bewusst zu akzeptieren, ihm nachzugeben und sich dadurch auch wieder das Genießen zu erlauben.

Ein entspanntes Essverhalten wiederzuerlangen, geht nur über den Weg des Vertrauens und einer gewissen Akzeptanz. Um aus dem Kontrollkreislauf auszusteigen, müssen wir Tag für Tag und

Stück für Stück immer mehr Vertrauen in unseren Körper zeigen und Kontrolle an ihn abgeben. Wir müssen ihm einen »Vertrauensvorschuss« geben und die Signale hören, mit denen er zu uns »spricht«. Nach der Phase des Healing Hungers pendelt sich das Körpergewicht automatisch ein, ohne unbedingt das Endgewicht zu sein, denn jeder Körper ist immer wieder in Veränderung. Es wird Tage geben, an denen er weniger Hungersignale sendet, und andere, an denen der Hunger stärker ist. Die Phase des extremen Hungers mag im Rückblick als Kontrollverlust erscheinen, aber er ist nur eine Etappe auf dem Weg zu einer wirklich echten Kontrolle.

Hunger und Sättigung

Hunger und Sättigung werden vom Hypothalamus gesteuert, einem wichtigen Bereich in unserem Gehirn, der auch für Atmung, Kreislauf, Körpertemperatur und Sexualverhalten zuständig ist. Damit die Steuerungsprozesse funktionieren, müssen zwei lebenswichtige Hormone vorhanden sein: Leptin und Ghrelin. Das Hormon Leptin wird in den Fettzellen hergestellt und steuert das Sättigungsgefühl. Ghrelin sorgt für das Hungergefühl im Körper.

Halten wir längere Zeit Diät oder essen sehr einseitig, reagiert der Körper mit einer größeren Ausschüttung von Ghrelin. Der Körper sendet ein Warnzeichen und fordert mehr Energie. Wird dieses Warnzeichen wie in der Essstörung ignoriert, verlieren wir immer mehr den Kontakt zu unserem Hunger- und Sättigungsgefühl.

Der Healing Hunger ist also ein natürliches Reparationsprogramm, das schlauer ist als jede Diät und jede Essstörung. Unser Körper will einfach nur, dass es uns gut geht.

Tipps für den Umgang mit Heilungshunger

Für Eltern:

- Es gibt kein »zu viel«!
- Hungern ist kein Zeichen von Stärke.
- Extremer Hunger hat nichts mit Binge Eating zu tun.
- Schnell zunehmen ist erwünscht und gut.
- Kein Lebensmittel sollte verboten sein.

Für Betroffene:

- Iss, sobald du an Essen denkst.
- Warte nicht auf eine Uhrzeit oder ein Hungergefühl.
- Erlaube deinem Körper aufzuholen.
- Du bist nicht das Ekelgefühl, das ist die Essstörung.
- Jedes Gefühl geht wieder vorbei.

Lähmende Erschöpfung

Im Kapitel »Sport und Bewegungsdrang« (Seite 87) haben wir bereits gesehen, dass das körpereigene Notfallprogramm den Betroffenen die Kraft gibt, auch bei starkem Untergewicht noch intensiv Sport zu treiben. Nehmen diese Menschen wieder an Gewicht zu, stoppt der Körper sein Notfallsystem schlagartig wieder. Die Betroffenen erleben erst dann, wie krank und erschöpft sie eigentlich sind. Sie fühlen sich energielos und ausgelaugt und schaffen selbst kleinste Kleinigkeiten nicht mehr.

Außenstehende reagieren dann oft mit Strenge, weil sie logischerweise annehmen, durch eine gesündere Nahrungsaufnahme und die Gewichtszunahme müssten die Betroffenen nach und nach wieder mehr Kraft und Energie haben. Aber das Gegenteil ist der Fall! Und ähnlich wie beim Healing Hunger ist dieses Phänomen viel zu wenig bekannt. Ich habe das buchstäblich am eigenen Leib erfahren und umso mehr liegt mir die Aufklärung darüber am Herzen.

Weil sie von diesen körperlichen Automatismen nichts oder zu wenig wissen, gehen beide Seiten von falschen Voraussetzungen aus: Angehörige und Eltern sind irritiert und fordernd, die Betroffenen selbst muten sich zu früh zu viel zu und überfordern sich. Nach der opiatgesteuerten Hochphase landen sie durch die Gewichtszunahme im anderen Extrem der totalen Erschöpfung.

Etwas Ähnliches ist Ihnen vielleicht selbst schon passiert, wenn Sie lange Stressphasen hinter sich haben, ausgepowert in den Urlaub fahren und erst mal krank werden. Wenn das passiert, werden wir oft wütend auf unseren Körper, dass er ausgerechnet jetzt schlappmacht, wo doch eigentlich einer der Höhepunkte des Jahres anstehen sollte. Dabei holt sich unser Körper immer nur das wieder, was wir ihm verwehren. Er bekommt endlich die Chance, runterzufahren, und nutzt sie. Unter Strom und Anspannung funktionieren wir oft, auch über unsere Grenzen hinaus, und spüren dann erst in der Ruhe die Müdigkeit und Erschöpfung. Die Lösung liegt darin, dass wir alle achtsamer mit den Ressourcen unseres Körpers umgehen und uns mehr erlauben, in uns zu spüren. Unser Körper braucht uns. Er kann nicht nur geben.

Dein persönlicher Kraftbaum

Ein Kraftbaum ist eine Analogie zu deinem Leben und eine Möglichkeit, dir immer wieder zu verdeutlichen, welche Stärken du hast und wie viele Hürden du bereits überwunden hast. Denn viel zu oft blicken wir eher auf das zurück, was wir falsch gemacht haben oder was schiefgelaufen ist. Dieser Fokus verhindert, dass wir uns in herausfordernden und kniffligen Situationen auf unsere Fähigkeiten besinnen können.

So erstellst du deinen Kraftbaum:

- Zeichne deinen Baum so, dass er dir gefällt. Er muss keiner Vorlage ähneln, es ist dein ganz persönlicher Baum.
- Fülle deinen Baum mit deinen »Schätzen«. Beschrifte ihn, wie nachfolgend dargestellt, entweder indem du direkt in die Teile deines Baums schreibst oder daneben. Du bist in deiner Gestaltung völlig frei.
- In die Wurzeln kommen deine persönlichen Ressourcen: Was gibt dir Tag für Tag Kraft und Halt? Wer oder was ist für dich eine Energiequelle? Das können Personen sein, Dinge oder Gegenstände, aber auch ein Ort mit einer besonderen Bedeutung für dich.
- In den Stamm deines Baumes schreibst du die Erfolge und Meilensteine, die du in deinem Leben bereits gemeistert hast. Das dürfen kleine wie größere Erfolge sein. Alles, worauf du stolz bist, findet hier Platz.
- In die Krone deines Baumes schreibst du abschließend deine Stärken und Fähigkeiten. Nimm gern verschiedene Farben zur Hand und schau, was dich gerade anspricht.

Dein Baum muss nicht gleich mit einem Mal fertiggestellt werden. Du kannst ihn immer weiter wachsen lassen, seine Wurzeln können immer tiefer ins Erdreich hineinranken, seine Äste können sich verzweigen und vielleicht wachsen hier und da sogar farbenfrohe neue Blätter.

Was zu Hause hilft

Die Familie beziehungsweise ein stabiles Umfeld sind ein wichtiger Teil des Heilungsprozesses.

Auf allen Stationen des Heilungswegs brauchen Kinder vor allem Halt, Sicherheit und eine Hand, die sie stützt. Auch dann, wenn sie schon sehr lange mit einer Essstörung kämpfen, bereits ausgezogen und/oder schon sehr selbstständig sind, wünschen sie sich insgeheim Ihre Hilfe. Es mag anders aussehen, aber mit der Verantwortung für sich selbst sind erkrankte Kinder und junge Erwachsene oft überfordert. Wenn Sie diese schwierige Zeit gemeinsam als Familie durchstehen, bietet dies, wie gesagt, auch die Chance, daran zu wachsen.

Die damit verbundenen Schwierigkeiten und Frustrationen habe ich einerseits selbst durchgemacht, andererseits als Therapeutin aus der Beobachterrolle heraus erlebt, wie es ist, mit jemandem mit einer Essstörung an einem Tisch zu sitzen: der gequälte Ausdruck, das minutiöse Zerlegen und Hin-und-her-Schieben des Essens auf dem Teller, die Mahlzeiten, die sich endlos in die Länge ziehen … Das kann einen definitiv an die eigenen Grenzen bringen. Und es kann wütend machen, wenn Betroffene behaupten, sie hätten schon gegessen, obwohl man genau weiß, dass sie lügen. Drücken Sie in solchen Momenten am besten immer auf die innere Stopptaste und fragen Sie sich, was hinter dem aktuellen Verhalten und den sichtbaren Symptomen steckt. Die Stimme der Essstörung ist nicht immer gleich laut, sondern sehr situationsabhängig. Sie ist vor allem dann laut, wenn das Kind in seinem Schmerz getriggert wird: entweder weil es mit der eigenen Gefühlswelt überfordert ist oder als Reaktion auf Einflüsse von außen, zum Beispiel das Verhalten von anderen Familienmitgliedern oder Gleichaltrigen. In solchen Momenten ist die Essstörung ihr Schutz, die Enttäuschung oder Wut nicht spüren zu müssen. Wenn Sie das im Hinterkopf haben, wird es Ihnen vielleicht leichter fallen, die Dinge aus der Perspektive Ihres Kindes zu sehen. Versuchen Sie, ihm entgegenzugehen und Verständnis und Akzeptanz zu zeigen. Das Gehirn Ihres Kindes braucht Zeit, um sich neu zu programmieren und einen anderen Umgang mit den inneren Stimmen zu erlernen. Es muss wieder neue Verknüpfungen herstellen und Vertrauen zurückgewinnen. Auch wenn es weiß, dass ein gesünderes Essverhalten und eine Gewichtsregulation mehr Freiheit, Kraft und Energie bedeuten, fürchtet es sich davor. Es fürchtet sich auch davor, wieder mehr Eigenverantwortung zu übernehmen, weil es dadurch die Aufmerksamkeit und Anerkennung bedroht sieht, die es sich so sehr wünscht.

Bemühen Sie sich immer wieder um Verständnis und spielen Sie nicht die »Essenspolizei«. Übernehmen Sie liebevoll die Führung und lassen Sie Ihr Kind mitbestimmen. Sprechen Sie miteinander ab, was Ihr Kind braucht und was es sich zutraut, und entscheiden Sie gemeinsam, was eingekauft und gegessen wird. Besonders zu Beginn der Therapie kann es sinnvoller sein, stressige Trigger, wie Einkaufengehen oder Kochen, noch zu vermeiden (siehe das Thema »Kopfkino«, Seite 156). Zeigen Sie in diesem Fall Nachsicht und Geduld und nehmen Sie Ihrem Kind Verpflichtungen ab, aber nicht die gesamte Verantwortung. Das hilft ihm genauso wenig, wie ihm die ganze Verantwortung zu früh zurückzugeben, wenn die ersten Meilensteine geschafft sind. Dann sind Rückfälle vorprogrammiert.

Ihr Kind braucht Sie an seiner Seite und es braucht die Mitbestimmung. Die Freiheit, mitentscheiden zu dürfen, was gegessen wird und wie sich die Mahlzeiten gestalten. Essen und kochen soll Spaß machen, probieren Sie zusammen mit dem Kind Neues aus, spielerisch ohne Druck, statt abzuwerten. Dazu dürfen gegebenenfalls auch die Regeln des Familiensystems geändert werden.

Was zu Hause hilft

Im Alltag allgemein:

- Sorgen Sie für Verlässlichkeit und Struktur im Alltag, nicht nur zu Hause, sondern möglichst auch bei Schule/Ausbildung, Freizeit und Bewegung, zum Beispiel durch einen Strukturplan (Seite 174).
- Gestalten Sie Sport und Bewegung (in Abhängigkeit vom Stand der Heilung) als natürlichen Teil des Alltags.
- Nehmen Sie dem Kind Verpflichtungen ab, von denen es momentan noch überfordert ist.
- Fragen Sie nach den Bedürfnissen des Kindes: »Was brauchst du gerade?« Oder: »Was kann ich in diesem Moment für dich tun?«
- Bearbeiten Sie beängstigende Situationen päckchenweise beziehungsweise in kleinen Schritten.
- Setzen Sie sich in der Familie regelmäßig zu Gesprächen und Feedbackrunden zusammen: Was klappt gut? Was wünscht sich jeder?
- Seien Sie offen für Veränderungen, besonders im System Familie.
- Fokussieren Sie auf das Hier und Jetzt und führen Sie ein tägliches Erfolgstagebuch.

Beim Thema Essen und Gewicht:

- Sie leiten die Verantwortung beim Essen.

- Sinnvoll sind drei Mahlzeiten am Tag und drei Snacks zwischendurch.
- Die Mahlzeiten sind nicht verhandelbar, was gegessen wird, aber schon. Entscheiden Sie nicht über den Kopf Ihres Kindes hinweg, was auf den Tisch kommt, sondern stimmen Sie das miteinander ab.
- Lassen Sie keine zu großen Abstände zwischen den Mahlzeiten, maximal vier Stunden.
- Kaufen Sie keine Lightprodukte oder zuckerreduzierte Nahrungsmittel ein. Ziel ist, alles essen zu können.
- Integrieren Sie Fear Foods und kalorienreiche Lebensmittel Schritt für Schritt und in kleinen Mengen in die Mahlzeiten. Siehe das Ampelsystem auf Seite 159.
- Nutzen Sie das Wochenende, um Veränderungen auszuprobieren und mehr ins freie Essen zu kommen: zum Beispiel größere oder kleinere Portionen, neue Lebensmittel oder veränderte Rituale.
- Sprechen Sie darüber, wie Sie die Mahlzeiten möglichst entspannt gestalten können, und schlagen Sie vor, öfter gemeinsam zu kochen.
- Lassen Sie das Kind blind wiegen (rückwarts auf die Waage stellen) und beziehen Sie je nach Gewichtsstand zur Überwachung einen Allgemeinmediziner oder Kinderarzt mit ein.

Was zu Hause nicht hilft:

- Sich schuldig fühlen, dem Kind die Schuld geben und sich von ihm distanzieren. Niemand hat Schuld!
- Vorwürfe, Drohungen und Bestrafungen.

- Kommentare am Tisch zu Essverhalten und Gewicht. Seien Sie liebevoll mit sich und allen anderen!
- Gewichtsveränderungen loben.
- Verantwortung an das Kind übertragen, wenn es noch ängstlich ist.
- Selbst an Diäten und Körperbildern festhalten.

Ein gut strukturierter Tag – ein Beispiel

- Nach dem Aufwachen kurze Atemübung
- Intention für den Tag aufschreiben
- Frühstück, kleiner Snack bis zum Mittag
- Schule oder Ausbildung
- Zwischendurch, zum Beispiel nach dem Mittag, ein kleiner Spaziergang oder eine kurze Atempause mit einer Entspannungsübung oder mit Journaling und der Frage: »Wie geht es mir gerade?«
- Abendessen und Snack
- Zeit mit Familie, gemeinsame Filme etc.
- Vor dem Schlafengehen: Erfolgstagebuch oder eine Entspannungsübung, zum Beispiel eine der Atemübungen von Seite 190/191.

Im Alltag können Sie Ihr Kind am besten stützen, wenn Sie der Essstörung nicht alles recht machen und sich strukturell anpassen. Schützen Sie die anderen Familienmitglieder, aber reflektieren Sie auch das Verhalten Ihres Kindes in kritischen Situationen. Sie alle dürfen hinschauen, neutral ohne Vorwürfe gegenüber anderen.

Über Essen reden

Eine Essstörung innerhalb und außerhalb der Familie zu thematisieren, ist eine große Herausforderung. Sie besteht darin, das Kind nicht nur auf die Essstörung zu reduzieren, die Krankheit nicht zu sehr in den Mittelpunkt des Geschehens zu rücken, aber auch nicht so zu tun, als wäre sie nicht da. Es ist wichtig, die Krankheit und ihre Gefahren ernst zu nehmen und nicht zu bagatellisieren, aber auch die Grenzen des Kindes zu respektieren und nicht zusätzlich Druck auszuüben.

Besonders zu Beginn, wenn das Kind sich auf den Weg macht, die Essstörung loszulassen, ist Ihre Empathie wichtig und auch wie Sie mit Ihrem Kind sprechen. Der Umgang mit den Gedanken der Betroffenen verlangt sehr viel Sensibilität, vor allem bei einem niedrigen Körpergewicht. Deshalb schwierige Themen zu vermeiden, ist nicht hilfreich und erzeugt unter Umständen neuen Leidensdruck, wie Beke Worthmann in ihrem Buch *Dein Leben hat Gewicht* sehr eindrucksvoll schildert: »Das Schweigen, das in unserem Hause herrscht, ist unglaublich laut. Obwohl wir eine Familie sind, haben wir uns voneinander distanziert. Klar, ich liebe meine Eltern, aber die Krankheitshistorie und -gegenwart haben eine hohe Mauer zwischen uns errichtet.«[15]

Mit den nachfolgenden Tabusätzen will ich Ihnen Einblick in die Gedankenwelt von essgestörten Kindern und Erwachsenen geben, damit Sie im Bedarfsfall eine kleine Hilfestellung haben, vorhandene Mauern zu überklettern oder gar nicht erst in die Höhe wachsen zu lassen.

15 Worthmann, S. 31.

Tabusätze in der Essstörung

1. »Iss doch einfach, das ist nicht so schwer!«
Ich hoffe sehr, nach allem, was Sie bis hierher gelesen haben, werden Sie diesen Satz niemals sagen. Denn natürlich stimmt für die Betroffenen genau das Gegenteil: »Normal« essen ist verdammt schwer!

Stattdessen: Besser weniger kommentieren und lieber ermutigen durch ein: »Du schaffst das!« Wagen Sie sich gemeinsam Stück für Stück an die Fear Foods. Es hilft, wenn Sie eine Stütze sind und die Angst nicht weiter aufbauen, sondern mit Leichtigkeit weitermachen.

2. »Früher hast du das doch auch gegessen.«
Die Wirkung ist ähnlich wie beim vorausgegangenen Satz, weil Sie damit alle Angstgespenster ignorieren. Die Betroffenen daran zu erinnern, was früher ging oder nicht, löst obendrein Gefühle von Schuld und Scham aus. Sie wünschen sich ja selbst nichts mehr als Freiheit in der Wahl von dem, was sie essen.

Stattdessen: Auch hier helfen Leichtigkeit und der Fokus auf die Dinge, die das Kind gerade gern isst. Seien Sie undramatisch: »Ach, kein Problem, magst du etwas anderes lieber?«

3. »Du hast zugenommen, dann geht es dir ja wieder besser.«
Auf dem Heilungsweg haben die Betroffenen oft Angst, mit der Gewichtszunahme den Gewinn durch die Krankheit zu verlieren. Für sie ist jedes Kilo eine Qual, die sie überdeutlich

spüren. Das Gewicht ist das sensibelste Thema überhaupt – und Essstörungen sind eben keine Gewichtsstörungen!

Stattdessen: Reden Sie so wenig wie möglich über die Gewichtszu- oder -abnahme, lenken Sie den Fokus lieber auf andere sichtbare Veränderungen und Gewinne, zum Beispiel: »Deine Augen strahlen ja wieder richtig!«

4. »Bei den Mengen, die du verdrückst, musst du aber aufpassen, dass es nicht zu viel wird.«
Auch die Essensmengen sind ein sehr sensibles Thema. Für Magersüchtige sind die Mengen auf dem Heilungsweg oft ungewohnt und beängstigend, sie leiden zudem unter dem Heilungshunger. Durch eine solche Bemerkung wird der gefühlte Berg auf dem Teller nur noch größer.

Stattdessen: Konzentrieren Sie sich darauf, das Essen und die gemeinsamen Mahlzeiten zu einem positiven Erlebnis zu machen, und verzichten Sie auf Bemerkungen zu Essensmengen. Freuen Sie sich, wenn das Hungergefühl bei Ihrem Kind langsam wiederkommt. Bestärken Sie Ihr Kind in der Verbindung zum eigenen Körper: »Dein Körper weiß, was er braucht.«

5. »Hast du nicht gerade erst etwas gegessen?«
Wie gesagt: In der Heilung einer Essstörung braucht der Körper mehr Nahrung und auch bei nicht untergewichtigen Personen kann es Phasen des extremen Hungers geben, mit denen sie ohnehin zu kämpfen haben.

Stattdessen: Setzen Sie sich einfach dazu und unterhalten Sie sich oder essen Sie einen kleinen Snack mit. Betroffenen hilft es oft, nicht allein essen zu müssen und zu sehen, dass auch andere tagsüber immer mal wieder etwas essen. Geben Sie Ihrem Kind zu verstehen: »Du kannst nichts falsch machen! Nichts ist ungesünder als die Essstörung.«

6. »Solltest du bei deinem Gewicht nicht eher auf Süßes verzichten?«
Betroffene mit Hochgewicht kämpfen oft viel stärker mit Scham und darum, dass man ihnen die Essstörung überhaupt glaubt. Einen normalen Umgang mit süßen Sachen zu lernen, ist auch hier wichtig. Wenn Sie die Wahl der Lebensmittel kommentieren, Diätargumente heranziehen oder Lebensmittel als ungesund deklarieren, dann wiederholen Sie damit die Muster des Krankheitsbildes.

Stattdessen: Backen Sie lieber zusammen und schauen Sie auf die Qualität der Produkte. Sagen Sie Ihrem Kind etwas wie: »Dein Leben darf mehr Gewicht haben, dass auch von dir wieder mehr da ist.«

Spannungsableiter Bewegung

Bewegung und Sport sind im Allgemeinen gute Maßnahmen der körperlichen Selbstfürsorge und Selbstregulation. Wir bleiben dadurch fit und gesund, können Stress abbauen und Glücksgefühle in Form von Dopamin erzeugen. Unser Nervensystem kann besser herunterfahren und Spannungen sind wieder ertragbarer. Diese angenehmen Gefühle können uns auch Kickmomente verschaffen, die in uns den Wunsch nach Wiederholung wecken und über die Zeit ein gewisses Verlangen auslösen können (siehe das Kapitel »Sport- und Bewegungsdrang« auf Seite 87). Eben deshalb ist es eine schmale Grenze zwischen regelmäßigem Sporttreiben und dem zwanghaften Gedanken, jeden Tag Sport machen zu *müssen*. Im Verlauf einer Essstörung, besonders bei Magersucht, wird diese Grenze oft überschritten und Sport ist dann ein weiteres Ventil, das immer häufiger gebraucht wird und auch dazu dient, die vorhandene Leere zu füllen. Je tiefer das Gewicht ist, desto stärker ist der Bewegungsdrang und desto stärker muss er auf dem Heilungsweg eingeschränkt werden. Stark magersüchtige Patienten dürfen sich zu Beginn der Therapie oft kaum noch bewegen, bis ihr Gewicht wieder halbwegs stabil ist. Sie müssen sich lange Zeit nach strengen und restriktiven Bewegungsplänen richten.

Auch in der ambulanten Therapie gelten Gewichtsgrenzen, an denen sich Bewegungspläne orientieren sollten. Allerdings kann auch der beste Plan einen ausgeprägten Bewegungsdrang nicht einfach verschwinden lassen. Wenn sie das wollen, werden die Betroffenen immer Mittel und Wege finden, am Plan vorbei ihr Bewegungsziel oder ihre Schrittzahl zu erreichen. Und Verbote helfen dann wenig, wie wir vom Thema »Rosa Elefant« bereits wissen (Seite 159). Durch Versuche, den Sport zu unterbinden, wird noch mehr Druck erzeugt. Die Betroffenen weichen dann oft auf heimliche Bewegungsrituale aus und halten so durch alte Muster die Essstörung am Leben. Was oft unbewusst geschieht und ebenso oft lange ungesehen bleibt.

Die Betroffenen brauchen eine Alternative zur Regulation, je höher die Funktionalität von Sport und Bewegung im Krankheitsverlauf war, desto mehr. Auch die Zusammenhänge zu (er-)kennen und sich bewusst zu machen, dass Sport und Bewegung kein Nebenschauplatz sind, ist wichtig. Entscheidend ist, den Betroffenen nicht das Gefühl zu geben, sie dürften sich gar nicht mehr bewegen, denn dies löst oft Panik aus. Durch einen gemeinsamen Plan haben sie die Chance, mitzubestimmen.

Selbstfürsorge

Bei all dem Engagement und den Sorgen um Ihr Kind dürfen Sie sich selbst nicht vergessen. Je mehr Sie in sich ruhen und Ihr Wohlbefinden in Balance halten, desto besser können Sie sich um Ihr Kind und Ihre Familie kümmern, ohne dabei selbst auszubrennen. Selbstfürsorge ist also keinesfalls ein Zeichen von Egoismus, sie kommt allen zugute.

Gehen Sie also auch weiterhin, wo immer Sie können, Ihren Interessen nach, treffen Sie sich mit Freunden und unternehmen Sie etwas mit der Familie, wie Sie es früher auch getan haben. Sie

Meine Empfehlung zum Umgang mit Bewegungsdrang

Nehmen Sie Ihrem Kind nicht sofort die Bewegung weg! Seien Sie achtsam, aber nicht zu restriktiv! Der Heilungsprozess ist sowohl emotional wie kognitiv sehr anstrengend und Sport und Bewegung bilden ein Sicherheitsnetz, das Ihrem Kind Halt und Kontrolle schenkt.

Sprechen Sie offen über den Bewegungsdrang und überlegen Sie gemeinsam, wie ein Teil der täglichen Bewegungszeit durch andere, weniger intensive und achtsame Tätigkeiten ersetzt werden kann. Fangen Sie mit einer überschaubaren »Dosis« an und ersetzen Sie beispielsweise bei zwei Stunden Bewegung am Tag dreißig Minuten durch etwas anderes. Gute Alternativen können Yoga sein oder Spazierengehen, aber auch Tagebuchschreiben, gemeinsames Spielen, Lesen oder andere Dinge, die auch ein wenig Ablenkung bieten. Integrieren Sie einen gesunden Ausgleich in einen Tages- oder Strukturplan.

sitzen alle in einem Boot, keiner wird zurückgelassen. Doch alle bestimmen die Richtung, in die sie segeln möchten.

Es ist wichtig, dass Sie erkennen, wann Sie in den Kopf und Ihre Gedanken abrutschen. Sie brauchen das Gespür für die eigenen Bedürfnisse und Grenzen, auch im Hinblick auf die Vorbildwirkung Ihrem Kind gegenüber. Fragen Sie sich also regelmäßig: Wie viel Energie hat meine eigene Batterie gerade? Ist diese schon länger bei nur fünfzig Prozent, dann dürfen Sie achtsam schauen, wo Sie Druck aus dem Alltag rausnehmen können.

Die nachfolgende Übung ist sehr hilfreich, um sich wieder zu erden, wenn Sie sehr unter Stress oder Strom stehen. Sie ist ein wirkmächtiges Selbstberuhigungstool für Sie selbst und für Ihr Kind. Sie klopfen dabei sanft und locker Ihren Körper ab. Das kann aktivierend wirken, aber auch sehr entspannend, vor allem, wenn Sie sich dabei vorstellen, wie durch das Abklopfen Ballast und Stress von Ihnen abfallen.

Körper abklopfen

Stelle dich mit beiden Füßen bewusst auf den Boden, verankere dich fest und sicher. Deine Füße sind dein Anker. Nimm zwei bis drei tiefe Atemzüge und beginne dann sanft, deinen Körper abzuklopfen. Es soll nicht wehtun.

› Nimm für das Abklopfen deine Fäuste oder die Finger deiner flachen Hand. Probiere aus, was angenehmer für dich ist, achte aber darauf, die Handgelenke immer locker zu lassen und wirklich sanft zu klopfen. Wenn du magst, kannst du vorher die Hände aneinanderreiben, um Wärme in die Handflächen zu bringen.

› Beginne mit Armen und Schultern und starte bei deinem linken Unterarm. Klopfe mit der rechten Hand an der Innenseite deines Armes entlang bis hinauf zur Schulter, gehe dann von der Schulter aus an der Außenseite entlang wieder hinunter zum Unterarm.

› Wiederhole dies dreimal und wechsele dann auf die andere Seite.

- Wende dich deinem linken Bein zu und beginne auf dem Fußrücken. Gehe an der Vorderseite bis hinauf zur Hüfte. Wechsele dann zur Rückseite und klopfe dein linkes Bein von oben nach unten ab.
- Wiederhole auch dies dreimal und wechsele dann zur rechten Seite.
- Spüre nach, wie sich dein Körper anfühlt. Nimmst du eine Veränderung wahr? Fühlst du dich entspannter? Was kannst du jetzt besser wahrnehmen?

Mein Körper, mein Freund

Die Betroffenen müssen neu lernen, die eigenen Grenzen zu spüren, und erfahren, wie sie sich selbst und ihre Emotionen regulieren können. Sie müssen ihren Körper als einen Freund akzeptieren.

Die menschliche Seele verfügt über immense Fähigkeiten, selbst mit den schwierigsten Momenten des Lebens fertigzuwerden. Einige Menschen bewältigen traumatische Erfahrungen und setzen ihren Lebensweg fort, als wäre nichts geschehen. Sie schaffen es, das Trauma zu integrieren. Aber viele Menschen bleiben im Überlebensmodus stecken, als wären sie noch immer in akuter Gefahr. Sie werden von einem Ungleichgewicht beherrscht, das sie rastlos und zugleich hilflos macht. Ihr Sympathikus ist permanent aktiv und sie haben das Gefühl, ständig unter Strom zu stehen. Entspannung durch den Gegenspieler, den Parasympathikus, kommt nur selten vor und gelingt nur im Schlaf, nachdem sie sich total ausgepowert haben – oder durch ein Ventil wie das Essen. Denn die Überspannung erzeugt Leidensdruck und einen Funktionsmodus. Ähnlich wie ein Vulkan, der kurz vor dem Ausbruch steht, fühlt man im Inneren eine immense Spannung. Dahinter verbirgt sich eine Glut an nicht gelebten Gefühlen durch das Trauma. Aber unser Nervensystem muss und will sich schützen. Deshalb können wir auch dann im Außen unserem Job nachgehen und scheinen alles zu managen. Doch wenn wir nach Hause kommen und die Tür hinter uns schließen, meldet sich im Inneren die Spannung wieder.

Genau so erleben das viele Betroffene. Sie fühlen sich ohnmächtig und mit ihrem Innenleben schlichtweg überfordert und suchen nach einem Gegenstück dazu: nach Kontrolle. Eine Essstörung ist solch ein Kontroll- und Bewältigungsversuch, der sich allerdings gegen den eigenen Körper richtet. Der Körper ist ein »Feind«, demgegenüber die Betroffenen Ekel, Hass und Scham empfinden. Auf dem Heilungsweg müssen sie die Verbindung zu ihrem Körper neu entdecken und ihn wieder als sicheren Partner und Freund erleben. Nur so ist eine gesunde Balance zwischen Spannung und Entspannung wiederherstellbar.

Die Einbeziehung von Körper und Nervensystem hat aus meiner Sicht bei der Heilung eine Schlüsselfunktion. Denn Essstörungen lassen sich nicht allein durch den Kopf, also auf Verstandesebene, lösen. Mit unserem Verstand können wir die Dinge zwar logisch durchdenken, kommen aber nicht an die traumatischen Erfahrungen heran, die in unserem Nervensystem feststecken (siehe dazu das Kapitel »Traumata« ab Seite 97). Selbst wenn Betroffene sich viel Wissen angeeignet haben und Experten ihrer eigenen Krankheit sind, können sie dennoch an der Umsetzung scheitern. Denn die Essstörung ist raffiniert und äußerst schlau, wenn es darum geht, Wege zu finden, sie wieder auf die kranke Seite zu ziehen. Das zeigt nicht zuletzt auch mein eigenes Beispiel. Ich war jahrelang überzeugt, es geschafft zu haben. Schließlich hatte ich die Krankheit verstanden und war wieder in der Lage, richtig zu essen – bis mir mein Körper durch einen Burnout unmissverständlich signalisiert hat, dass ich damit falschliege. Auch ich habe die leisen Vorboten überhört und übersehen und erst bei einem Totalzusammenbruch begriffen, dass ich eben nicht wieder in der gesunden Balance war.

Ich vergleiche die Essstörung deshalb manchmal mit Giersch, dieser hartnäckigen Unkrautpflanze im Garten. Sie können sie abschneiden oder rausrupfen, wenn noch ein Rest Wurzel in der Erde steckt, wächst die Pflanze wieder nach. Man wird sie nicht los, solange man die Wurzel nicht vollständig ausgebuddelt und aus der Erde geholt hat. Genau so ist das auch in der Therapie einer Essstörung: Durch Verständnis und Wissen und ein verändertes Essverhalten werden wir die sichtbaren »Auswüchse« der Krankheit los, die Krankheitssymptome können vorübergehend

Traumasymptome, über die kaum jemand spricht

- ein fehlendes Gefühl der Sicherheit im Körper
- das Gefühl, ständig auf der Hut sein zu müssen
- Einsamkeit und das Gefühl, keinen Platz im Leben zu haben
- Körperstellen, die man wenig oder gar nicht spürt
- schneller Redefluss und Themenwechsel
- ständiges Lächeln als Schutzventil
- Verspannungen im Nacken und Kieferbereich
- Schwierigkeit, Augenkontakt zu halten
- der Drang, sich permanent beweisen zu müssen
- die Angst vor einem Leben, das gut ist und gut bleibt
- die Angst davor, Bindungen einzugehen und sich fallen zu lassen
- ein Gefühl tiefer Erschöpfung und trotzdem nicht aufhören zu können zu leisten

Aus: instagram.com/seelenmut/

völlig verschwunden sein und dann doch wieder auftauchen, wenn die Arbeit an den Wurzeln gefehlt hat.

Um eine Essstörung ganzheitlich zu therapieren, brauchen wir nicht nur die Arbeit auf der Verhaltensebene, wir müssen uns auch den Wurzeln und Blockaden in Nervensystem und Körper zuwenden. Damit die gesunde Balance wiederhergestellt werden kann und die Betroffenen nicht im Überlebensmodus stecken bleiben, müssen sie die Beziehung zu ihrem Körper neu entdecken und den Kampf gegen das eigene Selbst beenden.

Mit dem körperorientierten Ansatz wird versucht, das Nervensystem bewusst anzusteuern und so nach und nach wieder das Gefühl von Sicherheit wahrnehmbar zu machen. Das erfordert eine achtsame Haltung und eine »Nachinnenschau«, um wieder in Kontakt mit sich selbst zu kommen. Für die Betroffenen geht es um ein langsames Vorantasten an das neue Fühlen, das am Anfang ganz ungewohnt erscheint. Schwer fällt vor allem, auch den »unguten«, spannungsreichen Bereichen des Körpers liebevolle Aufmerksamkeit zu schenken. Und das ist keine Besonderheit von Betroffenen einer Essstörung, sondern etwas, was wir alle verlernt haben. Wir nehmen uns in unserem Alltag mit all seinen Terminen und To-do-Listen selten Zeit und Ruhe, in uns hineinzuspüren und die feinen Signale unseres Körpers zu hören. Unsere Körperwahrnehmung verkümmert. Der Blick für das Wesentliche, nämlich für uns selbst, geht verloren. Mit der Zeit muss uns unser Körper deshalb immer dringlichere Botschaften schicken. Diese Botschaften endlich zu hören und sich selbst wieder zu einer Priorität zu machen, ist ein wichtiger Schritt auf dem Weg zur Heilung. Dazu müssen Betroffene zunächst lernen, dass es nicht egoistisch ist, sich um sich selbst zu kümmern, sondern eine Form der Wertschätzung für sich selbst und den eigenen Körper. Für mich ist mein Körper heute mein Freund. Das war lange nicht so und natürlich gibt es auch für mich Tage, an denen ich mich nicht liebe. Aber das ist okay.

Mit der Zeit wird es immer selbstverständlicher werden, in sich hineinzuspüren und auch die Schatten willkommen zu heißen. Das Bild, dass es nur Schmerz im Körper gibt, kann aufbrechen und durch das Bewusstsein abgelöst werden, dass alles willkommen und nicht von Dauer ist. Anspannung und Entspannung existieren in einem Wechselspiel, so wie Schatten und Licht. So kann auch Schmerz Platz finden und heilen. Wir werden wieder ganz, auch wenn Narben uns geprägt haben. Und das öffnet den Raum für die Erfahrung, dass wir aus unguten Gefühlen und Gedanken wieder aussteigen können. Für Ihr Kind verlieren die Lügen der Essstörung auf diese Weise immer mehr an Macht. Als Eltern können Sie auch hierbei Halt und Unterstützung bieten und manchmal auch durch eine Gegenregulation helfen, wie mit einer Umarmung oder mit liebevollen Worten.

Bauchgefühl

Interessanterweise sprechen wir im Alltag weniger von Körperwahrnehmung, sondern von »Bauchgefühl« und verdeutlichen damit unbewusst, wie eng die Verknüpfung zwischen Gehirn und Verdauungsorganen ist: in der Fachsprache »Darm-Hirn-Achse«. Gehirn und Darm sind über das Nervensystem, in dem Fall den Vagusnerv, miteinander vernetzt und kommunizieren durch verschiedene Botenstoffe miteinander. Aus diesem Grund kann uns unser Bauch tatsächlich »Botschaften« schicken. Doch obwohl er einer unserer wichtigsten Taktgeber ist, verlassen wir uns nur noch selten auf ihn, sondern eher auf unseren Verstand. Wir tun, was logisch scheint, und versuchen, zu funktionieren und Leistung zu erbringen, statt innezuhalten und in uns hineinzuspüren. Die Beziehung zu unserem Körper wird dadurch geschwächt. Dabei ist er von Natur aus ein Wunderwerk, das sich sehr gut selbst regulieren kann, uns täglich wertvolle Botschaften liefert, uns bei wichtigen Entscheidungen Rat geben könnte und unser Freund sein möchte. Was er als Gegenleistung fordert, ist eigentlich gering: unsere Aufmerksamkeit.

Dein Körper, dein Freund

1. Trenne deinen persönlichen Wert davon, wie dein Körper aussieht. Dein Körper wird sich immer wieder verändern, zum Beispiel durch eine Schwangerschaft oder dadurch, dass wir alle älter werden.
   - Dein Körper ist das Medium, durch das du jeden Tag die Welt erleben kannst.
   - Du bist nicht dein Körper(gewicht).
   - Dein Körper ist niemals gegen dich.
2. Verändere deinen Fokus bei Körperteilen, die du nicht magst, wie zum Beispiel deinen Bauch.
   - Was tut dein Bauch tagtäglich für dich?
   - Mach dir klar, dass dein Bauch das auch tut, wenn du nicht lieb zu ihm bist.
3. Du musst dich nicht lieben, sondern akzeptieren. Wenn du dich und deinen Körper oder bestimmte Teile deines Körpers jetzt noch nicht akzeptieren kannst, dann nimm das so an, wie es ist. Auch das verändert sich mit der Zeit. Außerdem gibt es immer einen Ort in unserem Körper, sei er auch noch so klein, wo wir keinen Ekel und keine Unzufriedenheit spüren.
   - Frage dich, welcher Ort das für dich ist. Sind es vielleicht sogar mehrere Orte? Wie deine Hand oder deine Finger? Spüre nach, wie sich das anfühlt.
4. Reflexionsfrage: Wenn dein Körper dein liebster Freund wäre, wie würdest du mit ihm umgehen?

Selbstregulation

Selbstregulation heißt nicht, die eigenen Gefühle zu unterdrücken. Vielmehr geht es um ein feines Gespür für den eigenen Körper und die eigenen Grenzen.

Ein reguliertes und gesundes Nervensystem schwingt Tag für Tag wie ein Pendel zwischen Spannung und Entspannung hin und her. In den entspannten und ruhigen Momenten ist der parasympathische Anteil in Aktion, wenn es durch positive oder negative Erregung nach oben schwingt, ist der sympathische Anteil stärker aktiv. Emotionen wie Angst lassen das Pendel evolutionär bedingt stärker nach der einen oder anderen Seite ausschlagen als beispielsweise Freude. Und bei Menschen mit Traumaerfahrungen hängt das Pendel oft irgendwo fest oder saust unkontrolliert von einem Extrem ins andere. Sie werden immer wieder von Gefühlen überschwemmt und greifen zu destruktiven Maßnahmen, um sich wieder zu beruhigen und die innere Anspannung auf ein akzeptables Niveau zu senken.

Bei der Selbstregulation geht es darum, das Pendel wieder in ein gleichmäßiges Schwingen zu bringen und extreme Ausschläge zu reduzieren. Wir nehmen dadurch Einfluss auf unser autonomes Nervensystem, das sich auf direktem Weg nicht willentlich beeinflussen lässt. Es gibt aber trotzdem einen wirksamen und indirekten Weg, unser Nervensystem zu beruhigen: nämlich über unseren Atem. Das Thema mag überstrapaziert erscheinen, ist und bleibt aber essenziell. Im Alltag atmen wir oft flach und im oberen Bereich des Brustkorbs kurz aus. Deshalb dürfen wir wieder lernen, so zu atmen, wie wir auf die Welt gekommen sind: über den Bauch oder durch die »Neugeborenen-Atmung«.

Atemübungen

Suche dir für alle vier Atemübungen einen ruhigen Ort und nimm deinen Atem achtsam wahr, bevor du mit den Übungen beginnst. Spüre nach, wie sich dein Atem nach der Übung anfühlt und ob sich etwas verändert hat.

Je öfter und regelmäßiger du diese Übungen machst, desto mehr kannst du von den Wirkungen profitieren.

1. Bauchatmung

- Lege dich bequem hin und achte darauf, dass auch dein Bauch möglichst entspannt ist.
- Schließe die Augen und beginne, über die Nase einzuatmen. Wölbe dabei die Bauchdecke nach oben. Lege eine Hand auf den Bauch, um das deutlicher zu spüren.
- Atme über den Mund aus und ziehe dabei den Bauch sanft Richtung Wirbelsäule.
- Wiederhole dies für vier bis fünf Atemzyklen.

2. Die 4-6-Atmung

- Lege dich entspannt hin und schließe die Augen. Atme durch die Nase ein und zähle dabei im Stillen bis vier.
- Atme über den Mund aus und zähle bis sechs.
- Halte den Atem für einen kurzen Moment an und atme dann wieder über die Nase ein.
- Wiederhole dies für vier bis fünf Atemzyklen.

3. Wechselatmung

Die Wechselatmung (*Anuloma Viloma)* aus dem Yoga hilft dabei, wieder in ein inneres Gleichgewicht zu kommen.

- Setze dich in den Schneidersitz oder in eine aufrechte Haltung und schließe die Augen.
- Hebe die rechte Hand und verschließe mit dem Daumen dein rechtes Nasenloch. Atme durch das linke Nasenloch ein.
- Verschließe mit dem Ring- oder Zeigefinger das linke Nasenloch und atme durch das rechte Nasenloch aus.
- Wiederhole diese Atmung für fünf bis acht Runden.

4. OM-Atmung: Bei Sorgen, Angst oder Anspannung
Diese Übung kannst du sowohl im Sitzen wie im Liegen machen – was dir angenehmer ist.

- Atme durch die Nase ein und durch den Mund aus.
- Forme beim Ausatmen einen tiefen Om-Laut und dehne ihn so lange in die Länge, bis alle Luft ausgeatmet ist.
- Spüre in die Vibration, die der Laut im Körper auslöst.

Auf dem Heilungsweg wird Ihr Kind viele Pendelbewegungen erleben und Gefühle verspüren, die ihm komisch und fremd erscheinen. Es braucht Ihre Hilfe, um zu erkennen, dass Gefühle einerseits eine Energie sind und andererseits kommen und gehen (siehe das Beispiel der Gefühlsbesucher auf Seite 113). Auch die unangenehmsten Gefühle gehen wieder *vorbei*.

Gleichzeitig müssen Sie die Gefühle Ihres Kindes aushalten und dürfen sich von Ihren eigenen nicht überfluten lassen. Es ist also ein Wechselspiel, das Höhen und Tiefen hat.

Stillstand und Rückschläge

Heilung verläuft selten geradlinig, sondern eher in Kurven. Jede Höhe kann auch Tiefen hervorbringen und Rückfälle können sogar kleine Fortschritte sein.

Jeder Schritt auf dem Heilungsweg, der geschafft ist, ist ein Erfolg und ein Grund, stolz zu sein – und zwar für alle Beteiligten. Doch auch nach vielen erfolgreichen Heilungsschritten fällt das vollständige Loslassen von der Krankheit schwer. Und selbst wenn Sie gute Strategien etabliert haben und Ihr Kind gut im Blick haben, kann es passieren, dass es in alte Muster zurückfällt. Für die Betroffenen geht dies mit dem Gefühl einher, versagt zu haben, und sie schämen sich. Aber Rückfälle sind nichts, wofür man sich schämen müsste. Sie gehören dazu, denn Heilungswege sind eben nicht linear und kein Weg ist vergleichbar mit dem anderer! Nicht jeder Tag muss gut funktionieren. Auch an schlechten Tagen dürfen Betroffene lernen, dass sie es verdient haben zu heilen und ihren Gefühlszustand nicht an ein »Kranksein« koppeln müssen.

Rückfälle sind also kein Grund zur Verzweiflung, sondern normal und Teil des Prozesses. Auf diese Weise können Betroffene erleben, was sie durch die Essstörung verlieren und durch die Heilung zurückgewinnen. Wenn sie der Essstörung zeitweise wieder mehr Raum geben, können sie erneut spüren, wie anstrengend die damit verbundenen Zwänge und Routinen sind. Rückfalltage sollten deshalb nicht (nur) kritisch gesehen, sondern unbedingt genutzt werden. Es ist sehr hilfreich, sich klarzumachen, was das Rückfallverhalten ausgelöst hat und welche Zusammenhänge zwischen Triggern und destruktivem Verhalten bestehen. Wichtig ist dabei, dass die Betroffenen nicht nur auf der Kopfebene bleiben, sondern in sich hineinspüren. Durch achtsames Spüren ist es möglich zu erkennen, dass viele der unangenehmen Gefühle eher zur Essstörung gehören und nicht zu dem gesunden Anteil.

Das Gefährliche an Rückfällen ist aber, dass sie – genau wie die Krankheit selbst – oft spät bemerkt werden, weil die Betroffenen dies verheimlichen. Gerade dann, wenn der Heilungsanspruch hoch ist und sie eigentlich gesund werden wollen, liegt ihnen daran, Angehörige und Eltern nicht zu enttäuschen. Nicht selten glauben sie selbst, dass sie ihr Verhalten jederzeit wieder ändern können und der Rückfall nur vorübergehend ist, sodass sie gar nicht darüber sprechen und für Unruhe sorgen müssen. Es regelt sich ja alles wieder. Aber das tut es eben meist nicht.

Neben den Rückfällen gibt es eine Art Schwebezustand zwischen Heilung und Krankheit, die sogenannte Quasi-Recovery, von der in letzter Zeit immer häufiger die Rede ist. In der Quasi-Recovery haben die Betroffenen schon viel erreicht, sie haben ihr Gewicht stabilisiert, sich ihren Ängsten gestellt und Verhaltensweisen verändert. Doch die guten und bösen Stimmen im Kopf sind noch da und liefern sich nach wie vor einen mitunter täglichen Kampf. Das heiß ersehnte Gefühl der Freiheit scheint noch immer in weiter Ferne. »Mein Gewicht ist wieder stabil im Normalbereich, ich esse wieder alles, doch im Kopf fühle ich mich nicht frei«, formuliert es eine Klientin in meiner Praxis.

Hinter der Quasi-Recovery steckt oft das verborgene Bedürfnis, trotz Heilung bestimmte Verhaltensweisen und Routinen oder den dünnen Körper zu behalten. Die Ursache liegt oftmals in ungesehenen, wenig bearbeiteten und/oder tief im Unterbewusstsein verborgenen Themen, die verhindern, dass die Betroffenen die Essstörung wirklich vollständig loslassen wollen oder loslassen können. Es ist, als wären sie auf dem Heilungsweg mit angezogener Handbremse unterwegs, sie fahren zwar, bleiben aber hinter ihren Möglichkeiten zurück. Sie haben sich im Verlauf der Heilung eine Sicherheit geschaffen, die sie einerseits zwar Freiheit kostet, ihnen aber andererseits Schutz gewährt.

Signale für Rückfälle, Quasi-Recovery oder Heilung

Warnsignale, dass sich die Essstörung wieder einschleicht:

- heimliches Essen
- immer öfter allein essen oder Mahlzeiten ausfallen lassen
- deutlich mehr Bewegung
- Anschaffung von technischen Gadgets wie Tracking-Apps, Waagen oder Fitnessuhren
- häufiges Wiegen und/oder der Wunsch, abzunehmen
- Abwiegen von Essen, Kalorienzählen oder Protokollführen
- emotionaler und sozialer Rückzug
- Festhalten an Kleidungsstücken oder Größen
- die Familie folgt den Regeln der Betroffenen

Anzeichen für eine Quasi-Recovery:

- eine bestimmte Gewichtsmarke soll nicht überschritten werden
- Festhalten an Zwängen, wie zum Beispiel exzessiven Sportroutinen
- Gegenmaßnahmen nach dem Essen, wie kleine Bewegungseinheiten oder die Einnahme von Appetitzüglern

- Essen nur zu bestimmten Uhrzeiten
- Ausschluss bestimmter Lebensmittel aus Angst
- Cheatdays

Erfolge, die für die Heilung einer Essstörung sprechen:

- Gewicht und Körperform werden angenommen und akzeptiert, unabhängig vom BMI oder der Zahl auf der Waage
- ein liebevoller Umgang mit sich selbst anstelle von Ablehnung und Selbsthass
- Ängste und Sorgengedanken rund um das Essen verschwinden, Raum für anderes entsteht
- keine Einteilung in gute oder schlechte Lebensmittel mehr
- mehr Gedankenfreiheit und Konzentration
- ein nachlassendes Kontrollbedürfnis und ein wachsendes Vertrauen in sich selbst
- die bedingungslose Erlaubnis, essen zu dürfen
- Sportpausen und auch ruhige Tage sind aushaltbar

Ähnlich wie die Erkrankung selbst schleicht sich auch eine Quasi-Recovery langsam ein, die Betroffenen kommen an einen Punkt, an dem sie nicht weitergehen, sondern verharren. Die alten Verhaltensweisen werden zwar nicht immer ausgelebt oder können durch gesunde Alternativen ersetzt werden, aber sie sind noch da. Die große unbekannte Welt ohne die Krankheit erscheint noch zu groß und zu einschüchternd.

Notfallbox

Es wird immer mal wieder Tage geben, wo feste und gewinnbringende Tools hilfreich sind. Besonders für Notfälle ist es gut, sie gesammelt an einem Platz zu haben. In einer solchen »Notfallbox« sollte Platz sein für Pläne, Übungen, Affirmationen und kleine Mutmacher.

Lassen Sie Ihr Kind auf dem Heilungsweg nicht zu früh wieder mit sich allein. Reichen Sie ihm lieber ein bisschen länger die Hand und stützen es, als es zu früh wieder »fliegen« zu lassen. Die Grundstruktur in den Mahlzeiten und der Bewegungsplan sollten auch mit Normalgewicht noch eingehalten werden. Es wird immer Tage geben, an denen es besser klappt, und andere, die nicht nach Plan laufen. Gehen Sie weder mit dem Kind noch mit sich selbst zu streng ins Gericht. Sie geben Ihr Bestes und Ihr Kind tut dies auch. Zeigen Sie Ihrer Tochter oder Ihrem Sohn, dass auch solche Tage okay sind. Es ist wichtig, dass Ihr Kind lernt, liebevoll mit sich selbst zu sprechen und sich und den eigenen Körper nicht zu bestrafen. Es darf dabei immer wieder neu starten und anfangen.

Recovery muss nicht nur Kampf sein!

Wir tragen so häufig die Überzeugung in uns, das Leben müsse hart sein und auch die persönliche Weiterentwicklung und Therapie müssten lang und schmerzhaft sein. Wenn wir das anders sehen würden, ergäben ja all die Glaubenssätze, die wir in uns tragen, keinen Sinn und wir müssten destruktive Verhaltensweisen deutlich schneller loslassen und erkennen, wie sehr wir uns damit selbst sabotieren. Wenn sich das Loslassen nicht hart anfühlt, dann erscheint die Essstörungszeit so, als hätte die Krankheit gar keine Berechtigung gehabt. Oder?

In der Essstörung romantisieren Betroffene regelrecht ihre Zwänge und auch den Leidensdruck. Sie spüren einerseits, wie erschöpft sie eigentlich sind, genehmigen sich eine kurze Pause und sobald sie sich wieder »funktionsfähig« fühlen, sagen sie sich: »So schlimm ist es doch gar nicht. Vielleicht habe ich ja gar kein Problem.« Sich einzugestehen, mit der Essstörung viele Jahre an destruktiven Verhaltensweisen festgehalten zu haben, macht hingegen schmerzhaft sichtbar, wie viel sie versäumt haben. Aber es gibt auch noch eine andere Seite: sich zu freuen, dass die Gedanken an die Essstörung immer stärker in den Hintergrund treten, dass man auch mal zu viel oder falsch essen kann, ohne Gegenmaßnahmen zu ergreifen oder Schuld zu empfinden. Einfach froh sein zu können, dass der Körper an Energie und Stärke gewinnt … All das darf genauso gefühlt werden wie der Schmerz und die Tage, an denen alles ein Kampf ist!

Zu erkennen, dass das Leben auch leicht sein darf, ist eine der wichtigsten Lehren auf dem Heilungsweg. Vielleicht auch, um eine neue Perspektive für das eigene Leben zu schaffen und alte Leistungsansprüche hinter sich zu lassen. Manchmal helfen dabei auch kleine Rituale wie ein Brief an sich selbst.

Hallo, Neuanfang! & Danke, altes Selbst!

Eine Übung für Betroffene

Schreibe einen Brief an dich selbst, indem du zuerst deinem alten Selbst dankst, für die Zeit, die es dich begleitet hat. Erzähle ihm von deinen bisherigen Fortschritten und verabschiede dich liebevoll von dieser Version von dir. Heiße dann dein neues Selbst willkommen.

Darf es mir einfach nur gut gehen? Darf ich mir das wirklich erlauben?

Für Luana war klar, dass alles im Leben ein Kampf sein muss. Sie hatte von klein auf gelernt, dass man hart arbeiten muss, um am Ende auch etwas Gutes zu bekommen. Also ging sie davon aus, dass so auch ihre Heilung verlaufen müsste: mit Disziplin und Druck.

»Wobei fühlst du Leichtigkeit in deinem Leben?«, fragte ich sie.

Luana musste lange überlegen. »Eigentlich nur, wenn ich Gitarre spiele. Sonst nirgendwo. Aber ich spiele nur selten.«

»Warum?«, fragte ich zurück. »Warum erlaubst du dir das nicht öfter, wenn es sich gut anfühlt?«

»Ich glaube, weil ich in meinem tiefsten Inneren fürchte, dadurch zu spüren, wie viele Jahre meines Lebens ich an die Essstörung vergeudet habe, und dass ich eigentlich hätte glücklich sein können.«

Aus dieser Angst heraus steht Luana sich auch auf dem Heilungsweg selbst im Weg und sie gibt dieser Angst Nahrung, indem sie sie verdrängt und nicht sehen will. Wenn sie ihr hingegen ins Gesicht sieht, wird sie feststellen, dass sich an dem Hier und Jetzt nichts ändert, dass sie in der Zukunft keine Macht haben muss. Denn vor Luana liegt noch so viel Lebenszeit, bei der sie selbst die Wahl hat, welchen Weg sie einschlägt. Die Angst fokussiert auf das Gestern, auf das, was schiefgelaufen ist. Mit dem Fokus auf die Freude und Unbeschwertheit beim Gitarrespielen könnte sich Luana hingegen auf ein Morgen ausrichten und ihre Gedanken dorthin lenken.

Im Verlauf der Therapie versucht Luana, diese neue Sichtweise bewusst in ihrem Alltag auszuprobieren. Sie spürt, wie viel leichter es ist, nicht ständig daran zu denken, welche Fehler sie im Verlauf der Krankheit gemacht hat und wie viele Dinge sie verpasst hat. Sie probiert aus, wie es sich anfühlt, dem eigenen Spiegelbild ein Lächeln zuzuwerfen, nach einem Tag voller Essen zufrieden und satt zu sein und sich einfach auf den nächsten Tag zu freuen.

Schlusswort

Gibt es eine vollständige Heilung?

Viele meiner Kollegen und Kolleginnen würden diese Frage verneinen und etwas sagen wie: »Mit einem gewissen Rest muss man leben und klarkommen.« Ich bin hingegen überzeugt, dass es für jede/n möglich ist, sich aus dem schmerzhaften Kokon einer Essstörung zu befreien. Dass man sich wirklich vollständig daraus befreien und heilen kann, und zwar aus jeder Form dieser Krankheit. Denn genau das lebe ich heute und viele Betroffene, die ich auf ihrem Weg begleitet habe, tun dies ebenfalls. Ich habe heute keine Angst mehr vor dem Essen und ich habe im tiefsten Inneren gespürt, dass es sich *nicht lohnt*, an dieser Krankheit festzuhalten. Egal, welches Gefühl wir durch die Essstörung nicht spüren wollen, die Verdrängung kostet am Ende zu viel Zeit unseres Lebens.

Fakt ist aber auch, dass nur wir selbst uns retten können. Kein Therapeut oder Coach kann das für uns tun, obwohl das oft die Erwartung ist, mit der die Betroffenen eine Therapie beginnen. Sie möchten die Verantwortung gern abgeben, statt sie selbst zu tragen. Das ist aus meiner Sicht auch der Grund, warum so viele von ihnen in der Quasi-Recovery stecken bleiben. Die Opferrolle ist immer bequemer, sie bietet mehr Schutz für uns und für die Essstörung. Wir entscheiden uns jeden Tag aufs Neue, wenn auch unbewusst, für diesen Schutz und erhalten ihn aufrecht. Das ist viel vertrauter und sicherer, als sich unangenehmen Gefühlen zu stellen und sich mit den Traumata, Wunden und Verletzungen aus der Vergangenheit oder aus unserer Kindheit zu befassen und sie zu akzeptieren. Es kostet viel Mut, aus der eigenen Komfortzone auszubrechen und sich der Verantwortung für das eigene Handeln zu stellen.

Wenn Sie selbst oder Ihr Kind das noch nicht so sehen können, liegt das keineswegs an einem Mangel an Einsicht oder Anstrengung. Zu dieser Einstellung gelangt niemand von heute auf morgen, es ist vollkommen in Ordnung, wenn es Jahre dauert, um dahin zu kommen. Jede/r Einzelne muss für sich selbst die Motivation entwickeln, sich auf den Weg machen zu wollen, muss einen langen Atem haben, um durchzuhalten, und muss die Einsicht und Erkenntnis wirklich in sich spüren. Nicht immer geschieht dies zu dem Zeitpunkt, den andere sich für uns wünschen. Denn Heilung geschieht nicht durch *eine* große Entscheidung. Was am Ende des Tages den Unterschied macht, sind viele kleine Momente, in denen wir uns entschließen, unserer eigenen Stimme zu folgen und nicht den »Befehlen« der Essstörung.

Mein Leben hat ein buntes Farbengewicht

»Ich spüre, dass ich nicht nur meine Fehler und Schatten bin«, beschreibt eine meiner Klientinnen ihr persönliches Freiheitsgefühl. »Wenn ich nachdenke, bin ich in den Fängen meiner Gedanken. Spüre ich aber tiefer in meinen Körper hinein, so fühle ich auch mein Licht und weiß dann, dass ich mehr bin als nur meine Gedanken, und finde einen Ort jenseits der Schatten.

Auch die Schatten gehören zu mir, aber ich kann selbst entscheiden, ob ich mich von ihnen lenken lasse oder dem Licht folge. Je mehr ich dem Licht in mir Raum gebe, desto bunter wird meine innere Welt wieder und damit auch mein Alltag. Mein Leben hat ein buntes Farbengewicht. Alles sieht plötzlich wieder lebendig aus, wie der Frühling.«

Wenn wir eine Essstörung vollständig hinter uns gelassen haben, brauchen wir keine Ausreden mehr und müssen unseren Körper nicht mehr zwanghaft optimieren. Wir haben Vertrauen in ein natürliches, gesundes Körpergewicht, das nicht erzwungen werden muss. Wir sind frei von destruktiven Mustern, die sich gegen uns und unser Körpergewicht richten.

Heilung ist für mich vor allem ein Gefühl der Freiheit und Befreiung und kein messbarer Zustand oder Wert. Und für jede/n von uns bedeutet Freiheit etwas anderes. Dabei kann es bereits ein großer Gewinn sein, sich anzuschauen, wie viel auf dem Heilungsweg bereits erreicht wurde und an welchen Stellen noch mehr Licht hinfließen darf. Jeder Tag ist ein neuer kleiner Anfang, wenn wir es schaffen, die Gedanken von heute nicht auf das Morgen zu übertragen.

Danksagung

Ein großes Dankeschön geht an meinen Mann, der von Anfang an an dieses Buch geglaubt hat, der mir den Rücken freihält und mich immer wieder in die Ruhe bringt, wenn mein Kopf voller Ideen sprudelt. Ohne dich würde ich nur halb so viel strahlen.

Danke an meine Freundin und Schreibbuddy Pia, für die vielen gemeinsamen Schreibsessions mit dir, deinen Rat und die Motivation, wenn das Schreiben nicht so wollte wie geplant. Du bist eine tolle Autorin, ich hoffe, das weißt du.

Ein besonderer Dank geht an meine Lektorin Petra, die dem Buch so viel Mühe und Liebe mitgegeben hat. Du kannst meine Gedanken formulieren und gleichzeitig dem Gefühl dahinter auch Raum schenken, ohne dass etwas fehlt. Vielen Dank für deine Zeit und dass du auch unter Druck nie den Überblick und die Freude verloren hast!

Danke auch an Petra vom Gräfe und Unzer Verlag, du hast mich ausgewählt, dieses Buch überhaupt schreiben zu dürfen – was für mich immer noch ein großes Geschenk ist –, und du hast dich eingesetzt, mutig mit neuen Themen voranzugehen. Ich habe mich bei dir sehr aufgehoben gefühlt.

Ich danke allen Menschen meiner großartigen Seelenmut-Community auf Instagram, die mir tagtäglich folgen, meine Arbeit unterstützen und zeigen, dass Essstörungen und Traumata neue Wege und Ansätze brauchen. Ich bin froh, immer weitergemacht zu haben, und dankbar, dass ich schon so viele ferne (aber im Herzen nahe) liebe Menschen kennenlernen durfte.

Ein Dank aus ganzem Herzen geht an alle meine Klientinnen, die ich bislang begleiten durfte und die mir mit tiefem Vertrauen ihre Geschichten erzählten. Jede Essstörung ist so individuell wie die Person selbst und deshalb ist auch jede Reise, die ich begleiten durfte, etwas Besonderes.

Ihr seid Inspiration für Teile dieses Buches und ihr lasst mich selbst immer wieder wachsen. Ich bin zutiefst dankbar, als Psychologin in meiner täglichen Arbeit andere dabei begleiten zu dürfen, sich selbst wieder spüren und lieben zu lernen.

Literaturhinweise und Quellen

Arnold, Melanie: *Informationspapier Essstörungen.* Bayerische Akademie für Sucht- und Gesundheitsfragen, 2015.

Carthaus, Anna, im Interview mit Anja Hilbert: »Die Patienten lernen einen Schokoriegel anzusehen, ohne ihn zu essen«. In: *Zeit Online* vom 30.7.2023. https://www.zeit.de/gesundheit/zeit-doctor/2023-07/binge-eating-disorder-essen-kontrolle-therapie

Cohrdes, Caroline; Göbel, Kristin u. a.: *Essstörungssymptome bei Kindern und Jugendlichen: Häufigkeiten und Risikofaktoren. Ergebnisse aus KiGGS Welle 2 und Trends.* Robert-Koch-Institut, Berlin 2019. In: Bundesgesundheitsblatt 62 (2019), Seite 1195–1204. https://www.rki.de/DE/Content/Kommissionen/Bundesgesundheitsblatt/Downloads/2019_10_Cohrdes.pdf?__blob=publicationFile

Cuntz, Ulrich; de Zwaan, Martina u. a.: *Essstörungen.* Suchtmedizinische Reihe, Band 3. Herausgegeben von: Deutsche Hauptstelle für Suchtfragen e. V., 2019.

DAK: *Kinder- und Jugendreport 2022: Kinder- und Jugendgesundheit in Zeiten der Pandemie. Eine Studie im Auftrag der DAK.* Vandage GmbH, August 2022.

Erskine, Holly E.; Whiteford, Harvey A.; Pike, Kathleen M.: *The global burden of eating disorders.* In: *Current Opinion in Psychiatry, 2016*, 29 (6), Seite 346–353.

Gegen Verherrlichung von Essstörungen im Internet. Ein Ratgeber für Eltern, Fachkräfte und Provider. Hrsg. vom Bundesministerium für Familie, Senioren, Frauen und Jugend, 2011.

Knörr, Nicole: *Magere Jahre. Wie ich meine Essstörung überwand.* Mit Expertentipps von Sylke Aust. Patmos, 2017.

Levine, Peter: *Sprache ohne Worte: Wie unser Körper Trauma verarbeitet und uns in die innere Balance zurückführt.* Kösel, 2011.

Penny, Laurie: *Unsagbare Dinge. Sex, Lügen und Revolution.* Aus dem Englischen übersetzt von Anne Emmert. Edition Nautilus, 2015.

Porges, Stephen W.: *Die Polyvagal-Theorie und die Suche nach Sicherheit: Traumabehandlung, soziales Engagement und Bindung.* G. P. Probst, 2021.

Senécal, Catherine: *Du bist gut so, wie du bist! So befreien Sie Ihr Kind vom Figurwahn. Rollenklischees abbauen, Individualität stärken, Essstörungen vorbeugen.* Mankau, 2019.

Seidel, Christine: *Wenn die Seele nicht heilen will: Wie alte Verletzungen zu (Re-)Traumatisierung führen können und wie man sie überwindet.* mvg, 2020.

Warum seh' ich nicht so aus? Fernsehen im Kontext von Essstörungen. Herausgegeben vom Internationalen Zentralinstitut für das Jugend- und Bildungsfernsehen (IZI) und ANAD e. V. Versorgungszentrum Essstörungen. https://www.anad.de/publikationen/buecher/warum-seh-ich-nicht-so-aus.php

Windscheid, Leon: *Besser fühlen: Eine Reise zur Gelassenheit.* Rowohlt, 2021.

Worthmann, Beke: *Dein Leben hat Gewicht. Elf Porträts junger Magersüchtiger.* Schwarzkopf & Schwarzkopf, 2013.

Wunderer, Eva: *Therapie-Tools Essstörungen.* Unter Mitarbeit von Eveline Müller und Andreas Schnebel. Beltz, 2019

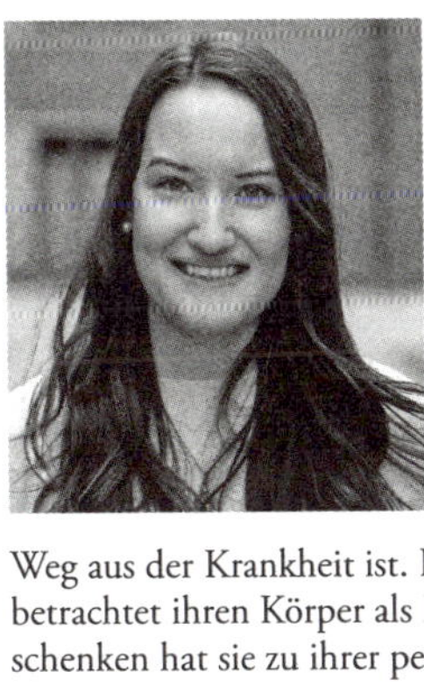

Über die Autorin

Julia Steppat ist Psychologin, Ernährungsberaterin und Coach für Menschen mit Essstörungen. Auf ihrem Instagram-Account »Seelenmut« klärt sie auf, ermutigt und gibt Betroffenen und Angehörigen Hilfe im Umgang mit psychischen Erkrankungen, insbesondere Essstörungen und Traumata. Als ehemalig selbst Betroffene der Krankheit Magersucht weiß sie genau, wie steinig der Weg aus der Krankheit ist. Heute hat sie keine Angst mehr vor Essen und betrachtet ihren Körper als Freundin. Anderen Hoffnung und Mut zu schenken hat sie zu ihrer persönlichen Mission gemacht.

Das »Ease Tagebuch«, ein Reflexionstagebuch zum Thema Selbstliebe und Körperakzeptanz, war ihr erstes Herzensprojekt, das sie 2020 veröffentlichte.

Anlaufstellen für Betroffene und Angehörige

Notfalladressen

Telefonseelsorge: 0800-1110111
https://www.telefonseelsorge.de

Nummer gegen Kummer
Kinder- und Jugendtelefon: 116 111
Elterntelefon: 0800-111 0 550
nummergegenkummer.de

Hilfen im Netz

ANAD e. V. Versorgungszentrum Essstörungen
anad.de

Bundesfachverband Essstörungen
bundesfachverbandessstoerungen.de

Bundeszentrale für gesundheitliche Aufklärung (BZgA), unter anderem mit einer Liste von Selbsthilfegruppen: www.bzga-essstoerungen.de

Empfehlenswerte Instagram-Recovery-Accounts

Seelenmut

juli.sjourney

lebensleichter

romy_horbe

kurkumagold

kiracelinepaul

DIE WERDEN SIE AUCH LIEBEN.

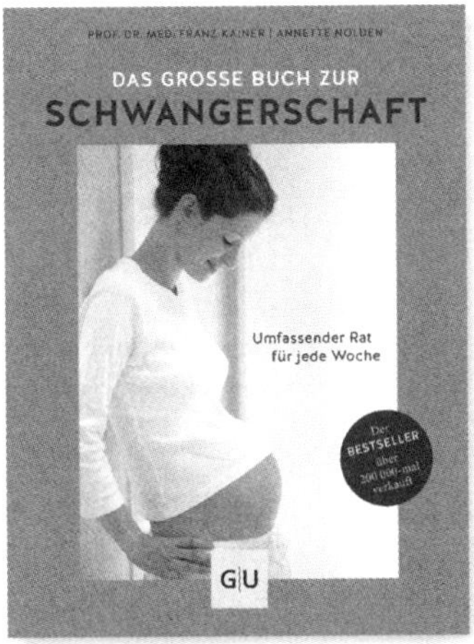

ISBN 978-3-8338-6380-6

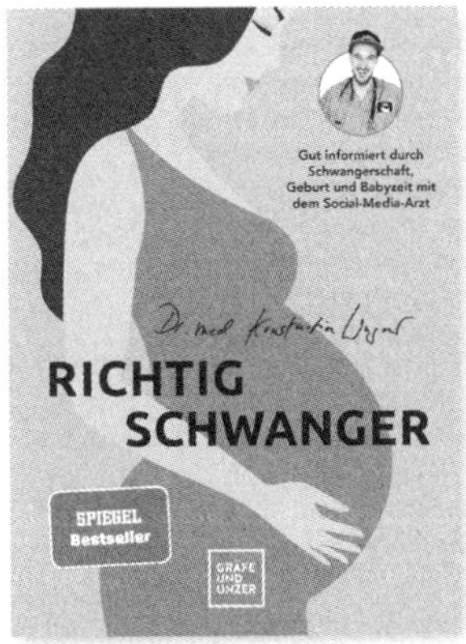

ISBN 978-3-8338-7796-4

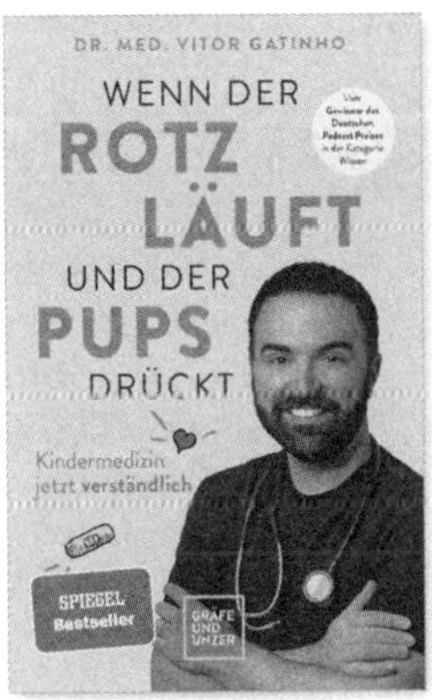

ISBN 978-3-8338-8363-7

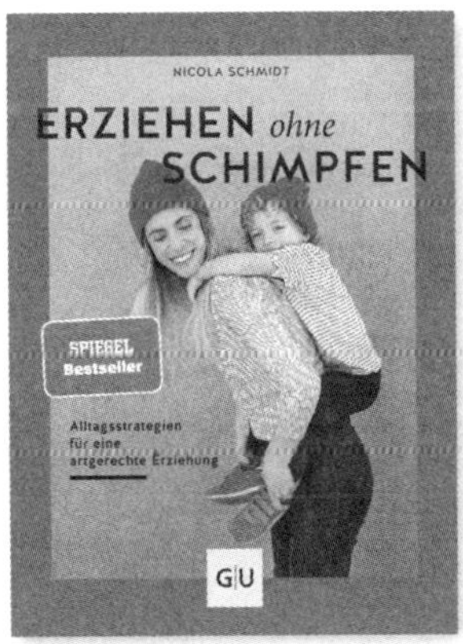

ISBN 978-3-8338-6856-6

e Alle hier vorgestellten Bücher sind auch als eBook erhältlich.

G|U

Mehr von GU auf **gu.de** | **gu.verlag** | **gu.verlag**

QUALITÄTS G|U GARANTIE

LIEBE LESERINNEN UND LESER,

wir wollen Ihnen mit diesem Buch Informationen und Anregungen geben, um Ihnen das Leben zu erleichtern oder Sie zu inspirieren, Neues auszuprobieren. Wir achten bei der Erstellung unserer Bücher auf Aktualität und stellen höchste Ansprüche an Inhalt und Gestaltung. Alle Anleitungen und Rezepte werden von unseren Autoren, jeweils Experten auf ihren Gebieten, gewissenhaft erstellt und von unseren Redakteur*innen mit größter Sorgfalt ausgewählt und geprüft.

Haben wir Ihre Erwartungen erfüllt? Sind Sie mit diesem Buch und seinen Inhalten zufrieden? Wir freuen uns auf Ihre Rückmeldung. Und wir freuen uns, wenn Sie diesen Titel weiterempfehlen, in Ihrem Freundeskreis oder bei Ihrem Online-Kauf.

Sollten wir Ihre Erwartungen so gar nicht erfüllt haben, tauschen wir Ihnen Ihr Buch jederzeit gegen ein gleichwertiges zum gleichen oder ähnlichen Thema um.

KONTAKT ZUM LESERSERVICE

GRÄFE UND UNZER VERLAG
Grillparzerstraße 12
81675 München
www.gu.de

Impressum

G|U

GU ist eine eingetragene Marke der GRÄFE UND UNZER VERLAG GmbH, www.gu.de

ISBN 978-3-8338-9133-5
1. Auflage 2024

GRÄFE UND UNZER

Ein Unternehmen der
GANSKE VERLAGSGRUPPE

Projektleitung: Petra Bradatsch
Lektorat: Petra Müller
Umschlaggestaltung und Layout: ki 36 Editorial Design, München, Petra Schmidt
Herstellung: Gloria Gabriela Schlayer
Satz: Uhl + Massopust, Aalen
Reproduktion: LUDWIG:media, Zell am See
Druck und Bindung: Livonia Print, Lettland

Bildnachweis
Illustrationen: Adobe Stock
Autorenfoto: Gregor Tremmel
Syndication: www.seasons.agency

Umwelthinweis

Nachhaltigkeit ist uns sehr wichtig. Der Rohstoff Papier ist in der Buchproduktion hierfür von entscheidender Bedeutung. Daher ist dieses Buch auf PEFC-zertifiziertem Papier gedruckt. PEFC garantiert, dass ökologische, soziale und ökonomische Aspekte in der Verarbeitungskette unabhängig überwacht werden und lückenlos nachvollziehbar sind.